STÉPHANIE COUTURIER & LAURÉLÈNE CHAMBOVET
Illustrations de Léna Piroux

Vivre sereinement sa GROSSESSE

Le cabinet de la parentalité

MARABOUT

Bienvenue au cabinet de la parentalité ! Nous y accueillons des futurs ou jeunes parents pour accompagner la grossesse et la première année du bébé.

Stéphanie est psychomotricienne, sophrologue, et conseillère agréée en Fleurs de Bach. Laurélène est doula, enseignante de yoga prénatal et de relaxation aquatique pour les femmes enceintes.

Au cours de nos consultations, nous rencontrons des parents en devenir pour les écouter, les rassurer, les informer et les conseiller.

À notre façon et avec nos spécialités, nous aidons chaque jour ces nouvelles familles à accueillir leurs enfants avec douceur, compréhension et sérénité à travers un bien-être périnatal et une grossesse consciente.

Pour ce premier opus, nous allons accompagner la grossesse de la jeune maman, mois après mois. Émotions, écoute, conseils, douceur, bien-être et sérénité seront nos guides.

Prête à nous suivre pour cette belle aventure ?

Alors c'est parti !

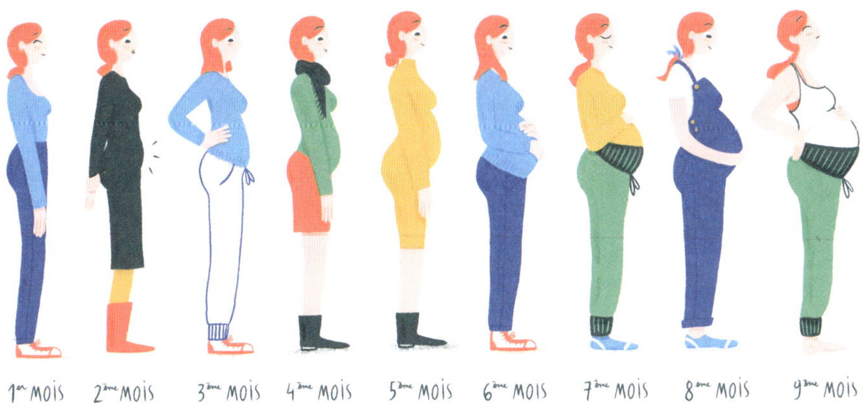

LA GROSSESSE, PAS À PAS

C'est votre premier enfant ? Bienvenue dans l'aventure ! Vous êtes sur le point de vivre une expérience transformatrice pleine de rebondissements. Cette nouvelle vie qui se crée au centre de vous va demander une attention particulière et beaucoup d'énergie.

Ce n'est peut-être pas votre première grossesse ; vous avez déjà votre histoire. Aujourd'hui, vous êtes devenue une autre femme, et cet enfant est un nouvel être à part entière. Nous vous invitons à donc à découvrir ce livre avec curiosité, car vous y développerez peut-être un regard différent sur cette nouvelle grossesse.
Au fil des pages, nous vous parlerons **des changements qui s'opèrent en vous, mois par mois**, nous vous rappellerons les **rendez-vous importants**, nous aborderons **l'alimentation** et les mouvements qui soulagent les petits maux. Nous vous présenterons aussi les **différents accompagnements** bien-être pour la grossesse et l'accouchement. Enfin, nous parlerons de **l'accouchement** et vous conseillerons pour préparer votre retour chez vous.
Si ces conseils sont un plus dans l'accompagnement de votre grossesse, ils n'ont pas vocation à remplacer le suivi indispensable de votre sage-femme ou de votre obstétricien.
Toujours, écoutez-vous et demandez l'avis des professionnels que vous avez choisis et en qui vous avez confiance pour faire des choix conscients et intelligents, en accord avec vous-même.

9 mois pour faire un bébé

- **Le premier trimestre** est le moment crucial de la création. C'est la période qui détermine l'implantation du fœtus dans l'utérus et le fondement de la structure physique du bébé qui se renforcera par la suite. Ces premiers mois, écoutez vos sensations et vos besoins. Prenez le temps d'accueillir la nouvelle, seule et en couple, reposez-vous et laissez faire les choses. L'intelligence du corps humain est au-delà des mots, le processus est en marche. Doucement, adoptez un nouveau rythme pour vous adapter aux nombreux changements. La grossesse est un moment unique dans la vie que chaque femme et chaque couple vivent à leur manière.

- **Le deuxième trimestre** est en général assez plaisant : la grossesse apprivoisée, les inconforts du début s'estompent pour laisser place à une énergie plus douce. Comme le dit Françoise Dolto, « maintenant, vous êtes véritablement deux ». Les changements physiques continuent, votre ventre s'arrondit et votre visage s'illumine : vous avez le *glow* ! C'est aussi le trimestre de l'apprentissage : beaucoup de femmes ont envie de tout savoir et font tout pour se préparer à devenir mères !

- **Le troisième trimestre** est celui de la communication facilitée avec votre bébé. C'est aussi celui des derniers préparatifs pour son arrivée. La qualité de la vie intra-utérine et le déroulement de la grossesse sont déterminants pour la vie de l'enfant et de l'adulte en devenir. Ce sont les premières fondations de l'équilibre, de la confiance en soi et en l'autre, de l'élan de vie et des relations avec ses parents. C'est pourquoi il est conseillé de se relier en conscience avec son bébé aussi souvent que possible et d'être attentive à son équilibre émotionnel. Vous fabriquerez ainsi un engrais riche et fertile empli d'amour et de confiance. Ce trimestre est la dernière ligne droite. Soyez indulgente avec vous-même, continuez à vous connecter à la nature, à bien vous nourrir, à passer du temps avec les personnes qui vous font du bien.

1er MOIS

UNE NOUVELLE VIE EN VOUS

1 à 4 SG, 3 à 6 SA*

* On calcule la grossesse en semaines de grossesse (SG), à partir de la date de fécondation, ou en semaines d'aménorrhée (SA), à partir de la date vos dernières règles.

1

VOTRE BÉBÉ

Alors que vous ne savez pas encore que vous êtes enceinte, les cellules sont déjà à l'œuvre et se multiplient pour donner naissance à un embryon…

L'INFO DU MOIS

Votre bébé est un haricot au cœur qui bat.
Il grandit de 0,1 mm à 5 mm.

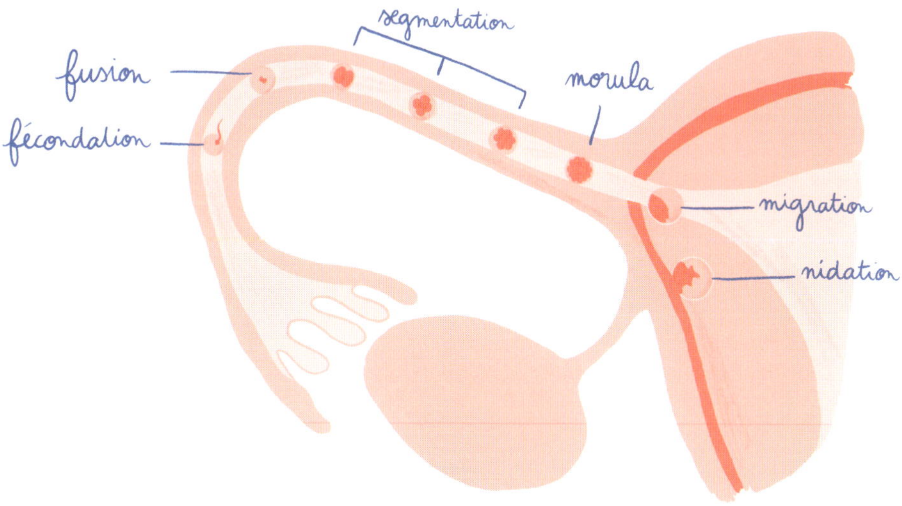

Comment tout a commencé : la fécondation

La fécondation a eu lieu et, bien que vous ne vous en soyez pas aperçue, cela a été un moment incroyable ! Petit retour sur ce qui s'est passé.

Pendant la conception, plusieurs milliers de spermatozoïdes se dirigent vers l'ovule et communiquent jusqu'à ce que l'ovule et un spermatozoïde se choisissent. L'ovule s'ouvre alors pour laisser pénétrer le spermatozoïde dont la queue se détache. Le processus de création commence : la cellule unique qui vient de se créer **se divise en deux cellules**, qui se divisent elles-mêmes à nouveau en deux cellules identiques et ainsi de suite jusqu'à compter de 16 à 64 cellules environ. On parle alors de « **morula** », stade atteint 4 jours après la fécondation.

→ Votre bébé grandit ainsi à partir d'une cellule unique qui contenait **déjà tout son bagage génétique** : couleur des yeux, des cheveux, sexe, particularités physiques...

Les cellules embryonnaires **se déplacent** le long des trompes de Fallope pour arriver au bout de 6-7 jours dans l'utérus, où commence la **nidation**. Une fois au chaud dans l'utérus, la morula devient un **blastocyte** (concentration joyeuse d'une centaine de cellules). **C'est la période pré-embryonnaire**.

L'HORMONE DE LA GROSSESSE

S'il y a eu nidation, l'hormone HCG (hormone chorionique gonadotrope) est produite, ce qui permet aux tests de grossesse de confirmer la bonne nouvelle ! Cette hormone prévient votre corps pour qu'il arrête votre cycle d'ovulation.

L'embryon

La période embryonnaire s'étend de la 2e semaine de grossesse (ou 4 SA) jusqu'à la 10e semaine (ou 12 SA).

L'embryon est une petite graine composée de 3 couches de cellules différentes qui donneront les futurs organes :

- **Le feuillet superficiel**, l'ectoderme, pour les organes qui permettront d'être en relation avec le monde extérieur : peau, organes des sens et système nerveux (cerveau, moelle épinière, nerfs et terminaisons nerveuses).
- **Le feuillet moyen,** le mésoderme, pour tout ce qui concerne les mouvements : squelette, muscles, système reproductif, cœur et système sanguin.
- **Le feuillet profond**, l'endoderme, pour les fonctions internes : système digestif (foie, vésicule biliaire et pancréas) et système respiratoire.

C'est lors de ce premier mois que **le cœur de votre bébé se forme et commence à battre, que le placenta primitif et le cordon ombilical se mettent en place et prennent leur fonction** (assurer la circulation du sang et de l'oxygène entre vous et votre bébé).

DES JUMEAUX ?

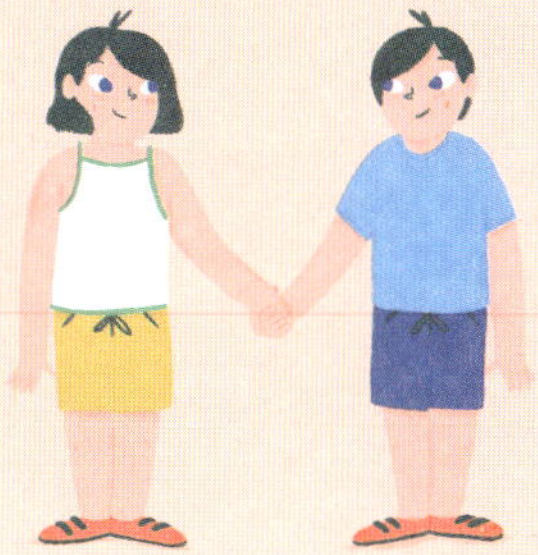

Les vrais jumeaux proviennent d'un même ovule fécondé divisé en 2 embryons. Ils ont le même codage génétique. Ils seront donc du même sexe et se ressembleront comme deux gouttes d'eau.

Les « faux jumeaux » proviennent de la fécondation de 2 embryons. Ils ont leur propre bagage génétique : ils pourront être de sexe différent et se ressembleront... comme des frères et sœurs, ni plus ni moins, même s'ils partagent le ventre de leur maman.

2

DE VOTRE CÔTÉ

Depuis peu, vous êtes « habitée » d'une nouvelle présence. Votre corps s'adapte à la venue de ce petit être qui va grandir à l'intérieur de vous. Ce bouleversement n'est pas toujours évident et peut provoquer de grandes joies comme des sensations d'inconfort. Ne vous inquiétez pas, c'est normal. Vous entamez un travail important qui demande de gros efforts à votre corps.

Comment vous sentez-vous ?

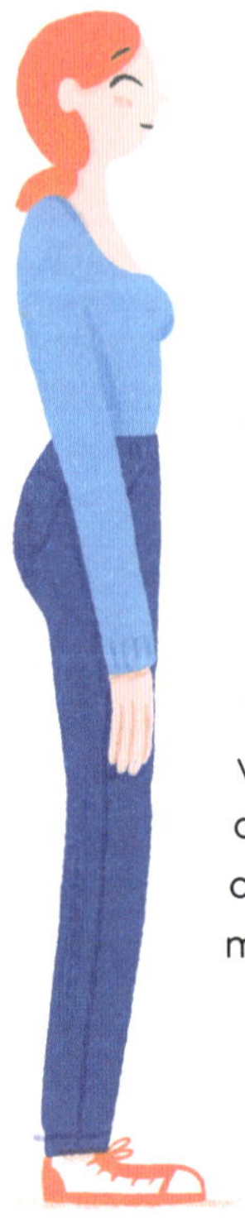

Certaines femmes savent tout de suite qu'elles sont enceintes, d'autres pas du tout. Cela fait partie du mystère et de la singularité de chaque grossesse.

Il est fort possible que vous ressentiez une grande **fatigue** pendant plusieurs semaines (la sécrétion de progestérone est en cours et a un léger effet sédatif) ou que vous ayez des **nausées** (souvent dues à l'augmentation rapide des œstrogènes dans le sang). Il est alors nécessaire de **vous reposer**. Le corps vit un grand changement, l'énergie se concentre vers le fœtus ; vous accompagnez la création de la vie, rien que ça !

Suivant la manière dont vous avez conçu ce bébé, des **millions de questions** peuvent émerger, riches en émotions.

Il faut parfois un peu de temps pour **accueillir la nouvelle**. D'ailleurs, sentez-vous libre de la partager au moment opportun pour vous. Il n'y a pas de date conseillée de déclaration familiale ou amicale ! En attendant, sachez que le corps de la femme sait naturellement comment faire grandir les bébés, de même que les bébés savent naturellement le chemin qu'ils doivent emprunter.

Garder la forme

Votre hygiène de vie va aider votre bébé à bien commencer sa vie. Votre alimentation est essentielle.

Une alimentation saine et équilibrée favorise une bonne digestion et donc un esprit clair. Si possible, sans (trop) vous priver, évitez la *junk food* et les produits gras et favorisez les aliments alcalins (légumes verts, etc.) pour réduire l'acidité du corps, qui augmente pendant la grossesse.

POUR SOULAGER LES NAUSÉES AU RÉVEIL

Avant de vous lever, mangez quelques biscuits secs et attendez 15 minutes avant de vous lever. Puis ouvrez la fenêtre, respirez lentement et profondément. Essayez aussi le gingembre ainsi que certaines tisanes à acheter chez l'herboriste, ou encore Nux Vomica en homéopathie.

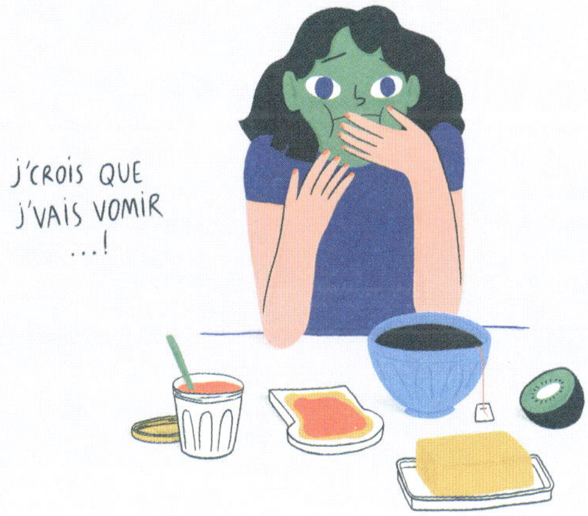

Votre suivi médical et/ou bien-être

Dès la découverte de votre grossesse, prenez un premier rendez-vous médical.

Pour un premier rendez-vous de grossesse, trop de femmes ayant consulté la première gynécologue des Pages jaunes sont rentrées chez elles dévastées. Ne faites pas la même erreur. Tout au long de votre grossesse, vous aurez besoin de discernement pour faire les bons choix. Bien s'entourer est essentiel.

→ Prenez le temps de **trouver des soignants bienveillants avec qui vous vous sentez en confiance**. Pour un premier rendez-vous, allez voir une sage-femme, une gynécologue ou même votre médecin de famille. Le soignant vous demandera la date du début de vos dernières règles, vos antécédents médicaux et vous prescrira probablement de l'acide folique à prendre le premier trimestre pour favoriser la bonne croissance de votre bébé et réduire les risques de malformations du cerveau.

2e MOIS

QUE D'ÉMOTIONS !

5 à 8 SG, 7 à 10 SA

VOTRE BÉBÉ

Les organes se mettent en place, le haricot magique devient un mini-bébé, même si, pour l'instant, il est encore difficile de faire la différence entre un embryon dauphin et un embryon humain !

L'INFO DU MOIS

Votre bébé grandit de 5 mm à 3 cm et pèse environ 3 g.

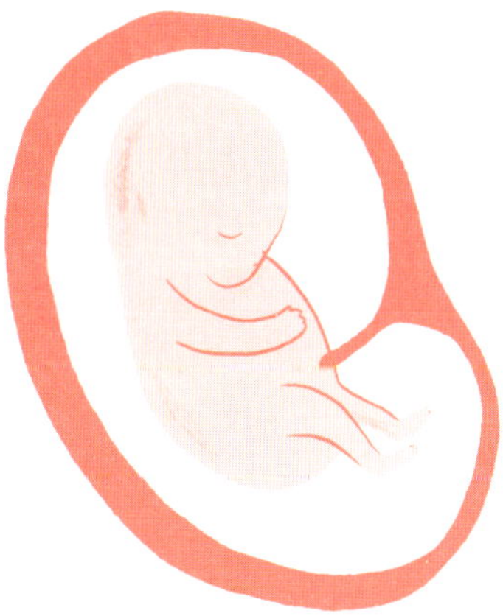

2ème MOIS

L'apparition des organes vitaux

L'embryon prend forme peu à peu. Si tous les organes vitaux apparaissent, ils restent pour l'instant immatures.

- La **tête** reste énorme, elle mesure encore la moitié de son corps. Néanmoins, le visage se dessine : yeux, nez, oreilles et bouche apparaissent.
- La **peau** est très fine : on voit par transparence tous les vaisseaux sanguins.
- Les différents **organes** se mettent en place :
  - **Le cerveau** montre deux lobes bien distincts.
  - **Le cœur** se développe et fonctionne parfaitement. Alors qu'il était le mois dernier à la surface du corps, il est maintenant dans la cavité thoracique.
  - **Le système respiratoire** se déploie.
  - **Le tube digestif** se forme et débute à l'orifice de la bouche, même si celle-ci ne s'ouvre pas encore.
  - **Les organes sexuels** sont formés, mais on ne peut pas encore les distinguer.

Parallèlement, les membres se développent et, dès la fin du mois, on aperçoit les mains qui ont l'apparence de petites palmes.

L'embryon bouge, mais ces mouvements ne sont pour l'instant que des réflexes qui se mettent en place.

BIEN AU CHAUD DANS SA POCHE

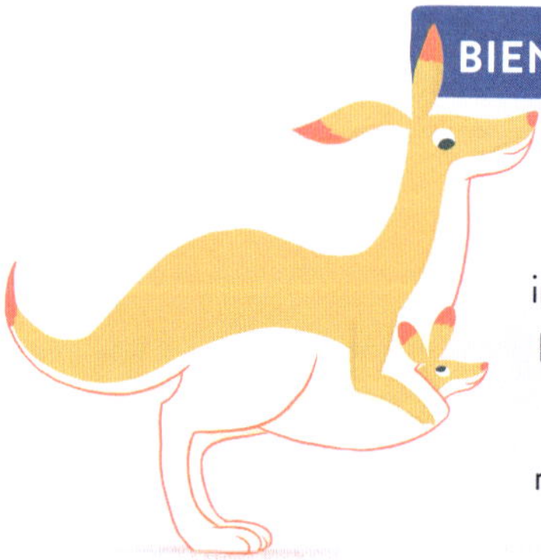

Au cours de la grossesse, le bébé baigne dans le liquide amniotique contenu dans une poche fermée par une fine membrane. Il est ainsi protégé des chocs éventuels, des infections et est maintenu à la bonne température. Cette poche se perce généralement à l'accouchement, elle contient alors environ 1 l de liquide amniotique. Exceptionnellement, le bébé peut naître « coiffé » : à l'intérieur de sa poche restée intacte !

DE VOTRE CÔTÉ

Si ça ne se voit pas, tous les symptômes sont là ! Certaines femmes sont en pleine forme, et elles ont bien de la chance car, pour la plupart des femmes, la grossesse est un tel bouleversement qu'il est parfois difficile de maîtriser ses émotions.

Comment vous sentez-vous ?

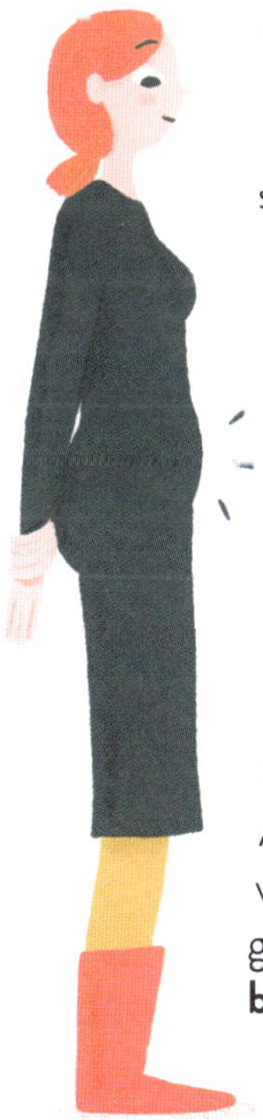

Il est important de laisser s'exprimer vos émotions.
Souvent, pour l'entourage, c'est aussi un challenge : votre partenaire ne vous reconnaît pas forcément. Il ou elle peut vous trouver trop sensible, susceptible, irritable et même désagréable ou renfermée. Là encore, c'est normal. Vous pouvez ressentir le besoin d'intérioriser, ce qui peut être mal interprété. Ainsi, si vous n'avez pas envie de faire l'amour, autant dire les choses clairement : au début de la grossesse, il est courant d'avoir une baisse de libido. Ne vous inquiétez pas, elle reviendra. C'est le moment d'inventer une autre manière d'être ensemble. Faites-vous plaisir autrement : mangez de bons petits plats, allez voir des spectacles... Soyez créatifs et surtout, apprenez à exprimer vos besoins. Et si au contraire votre libido augmente, rien à dire hormis : profitez !

Garder la forme

La grossesse n'est pas une maladie.
À moins d'avoir fait plusieurs fausses couches ou sauf contre-indication de votre sage-femme ou médecin (par exemple en cas de maladie cardiovasculaire grave préexistante à la grossesse), **continuez à faire du sport en douceur, à bouger, à vivre normalement**. Soyez à l'écoute de votre corps, évitez de tirer sur la corde. Le plus important est de ne pas porter, tirer ni pousser des poids lourds.

Votre suivi médical et/ou bien-être

Même si cela peut vous paraître fou, il est temps de commencer à vous renseigner sur les différents accompagnements à la grossesse et le lieu où vous souhaitez accoucher.

- **La sage-femme**, professionnelle et gardienne de votre santé et de celle du bébé, peut vous suivre du début de la grossesse jusqu'à l'arrivée de votre enfant dans votre foyer. Cela s'appelle « **l'accompagnement global** ». Les rencontres prénatales durent environ une heure. En plus des examens et des questions de routine, elle prend le temps d'écouter, d'informer et de conseiller. Elle réalise les tests prénataux et surveille le bon déroulement de la grossesse.
  Elle peut assister à la naissance si elle a accès à un plateau technique dans une maternité ou si vous avez décidé d'accoucher à la maison. Sinon, le jour de l'accouchement, vous serez accompagnée par une sage-femme de la maternité. Une **sage-femme attitrée** vous conseillera, vous rassurera sans être envahissante et en respectant vos besoins les plus profonds.

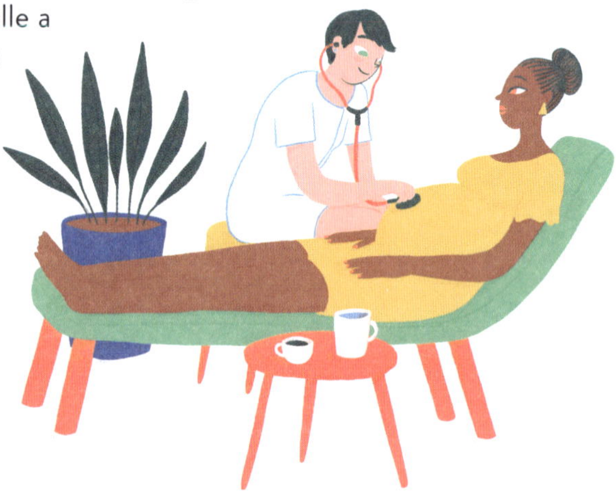

ÊTRE ENCEINTE APRÈS 40 ANS

On parle de grossesse « tardive » lorsque la maman a plus de 40 ans. Bien que la grossesse puisse se dérouler tout à fait normalement, elle présente toutefois plus de risques pour la maman et le bébé : fausse couche, accouchement prématuré, hypertension, diabète gestationnel, anomalie chromosomique... Le risque s'élève avec l'âge de la maman et est plus important après 45 ans. Mais rassurez-vous, bien que les risques augmentent, ils restent faibles. Si c'est votre cas, le plus important est d'être suivie attentivement.

- **Si vous rencontrez des difficultés**, que votre grossesse soit à risque (diabète gestationnel important, hypertension, menace d'accouchement prématuré...), un accompagnement plus médicalisé sera nécessaire. La sage-femme vous orientera vers un gynécologue obstétricien ou une maternité spécialisée.

Chaque **maternité** a ses protocoles et son pourcentage d'interventions médicales. Renseignez-vous avant de choisir. Une fois inscrite dans votre maternité, vous y ferez votre suivi, sauf si vous avez opté pour une sage-femme « en ville » (les deux sont compatibles).

- Les établissements de **niveau 1** accueillent les futures mamans dont la grossesse ne présente aucun risque, soit la majorité des femmes.
- Les établissements de **niveau 2** ont un service de néonatalogie pour enfants potentiellement prématurés, qui ont besoin d'une prise en charge.
- Les établissements de **niveau 3** ont une réanimation néonatale et sont spécialisés pour les grossesses pathologiques.

Quel que soit le niveau de la maternité, certaines sont engagées dans l'accouchement physiologique et proposent des salles « nature », avec accès à une baignoire, des ballons, etc.

Dans certaines villes de France, il existe des **maisons de naissance**, dédiées à l'accouchement physiologique (accouchement naturel avec une grande liberté de mouvement mais sans accès à la péridurale), qui offrent souvent la sensation d'être comme à la maison.

GARE À LA SURMÉDICALISATION

Comme l'écrit Marie-Hélène Lahaye dans son livre *Accouchement : les femmes méritent mieux*, l'histoire de l'obstétrique et les actes médicaux souvent trop mécaniques et systématiques disent l'importance de se poser les bonnes questions. Alors que les taux de césarienne atteignent des pourcentages élevés, les enseignements ancestraux se perdent, les connaissances de la nature disparaissent, laissant aux femmes peu de chances de s'autoriser à accoucher naturellement. Les violences obstétricales sont un vrai sujet.

3e MOIS

LA PREMIÈRE RENCONTRE AVEC VOTRE BÉBÉ

9 à 13 SG, 11 à 15 SA

VOTRE BÉBÉ

Votre haricot est devenu fœtus ! Ce troisième mois est important, car l'appareil locomoteur se met en place et les grandes fonctions de l'organisme (hormis la respiration) deviennent fonctionnelles.

L'INFO DU MOIS

Votre bébé grandit de 3 à 12 cm et pèse de 3 à 65 g.

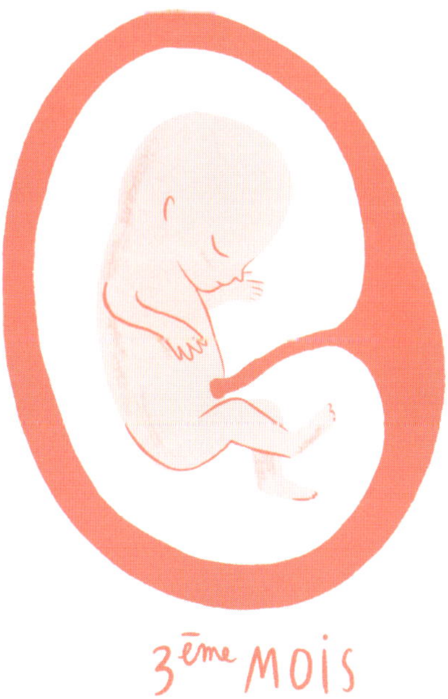

Une crevette presque humaine

Le fœtus vit dans une sorte d'opacité : ses yeux sont clos, un bouchon ferme ses oreilles et une membrane cloisonne ses narines. Mais à quoi ressemble votre crevette ce mois-ci ?

FILLE OU GARÇON ?

À la fin du mois, les organes sexuels externes sont visibles. Vous pourrez connaître le sexe de votre bébé lors de la prochaine échographie... À moins que vous ne préfériez avoir une surprise le jour J.

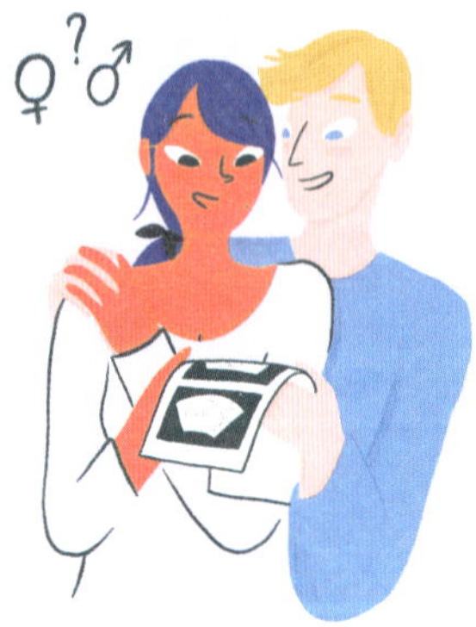

Presque à un humain ! On aperçoit désormais ses mains, ses doigts et ses pieds ; des paupières closes recouvrent les yeux, ses cheveux et ses ongles s'ébauchent et les dents apparaissent comme deux grandes lames semi-circulaires. Sa tête ne fait plus qu'un tiers du corps (contre la moitié le mois dernier). Le corps se redresse doucement, les jambes s'allongent et, à la fin du mois, on aperçoit le cou !

Autre nouveauté, **le lanugo** fait son apparition : ces petits poils très fins qui recouvrent le corps aident le bébé à se protéger du liquide amniotique en restant à une température constante.

Le fœtus boit maintenant le liquide amniotique et les reins commencent leur travail : ils fabriquent la première urine, incolore. Faites-lui plaisir et variez les saveurs, car désormais, à travers l'absorption du liquide amniotique, votre bébé les perçoit.

Les fonctions de la parole se mettent en place : la langue et le palais se forment, le larynx s'ouvre et les cordes vocales s'ébauchent.

Est-ce qu'il bouge ?

Le cerveau n'étant pas encore mature pour les contrôler, les mouvements sont encore dus à des réflexes. Toutefois, ils s'affinent et le visage en bénéficie : les sourcils en devenir commencent à se froncer et les lèvres à se serrer. La coordination des mouvements se met lentement en place.

2

DE VOTRE CÔTÉ

Comment vous sentez-vous ?

Vous pouvez commencer à vous détendre, à libérer les peurs de perdre le bébé car il devrait maintenant être bien accroché !

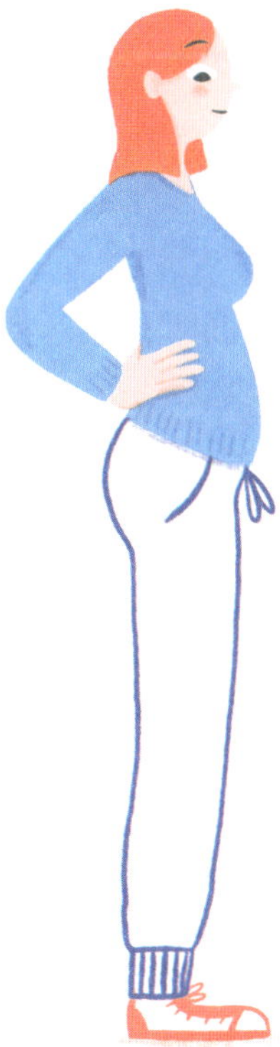

La **première échographie** est un grand moment : choisissez auprès de qui la faire, certains praticiens sont plus pédagogues que d'autres et ont une meilleure maîtrise de la technologie. Vous allez découvrir votre bébé à l'écran, vérifier avec le professionnel la clarté nucale. Il vous sera proposé de faire des tests pour dépister la trisomie, que vous pouvez décider de faire ou non. C'est cette première échographie qui permet au professionnel de faire la déclaration de grossesse, parfois directement en ligne – ce qui évite les démarches auprès de la CAF.

Garder la forme

Prendre soin de son corps, c'est également prendre soin de son esprit. La marche est une activité douce, complète et sans danger, même quand on n'a pas l'habitude de faire du sport. Elle permet aussi de contempler ce qui est autour de soi et de se vider la tête.

Faites plusieurs promenades « actives » par semaine, sans oublier de boire et de faire des pauses si besoin. Pensez à engager votre périnée consciemment en le contractant de temps en temps.

Si vous n'avez pas de problème de santé préexistant à la grossesse, et tout en respectant votre corps et vos envies, aucun sport n'est interdit, hormis ceux à haut risque comme l'équitation.

Découvrir son périnée

Le périnée est comme un hamac qui soutient les viscères, entre le sacrum et l'os iliaque. Il bouge peu, mais est souvent sollicité. La posture et le mouvement influent sur son état. De bonnes postures et mise en mouvement régulières permettent aux muscles du périnée et de la respiration de travailler ensemble. Apprenez dès maintenant à ressentir et investir cette partie du corps qui sera l'alliée de votre accouchement. Votre périnée doit être tonique pour maintenir le poids supplémentaire dans le plancher pelvien, mais aussi souple pour permettre le relâchement des fibres musculaires entre les contractions.

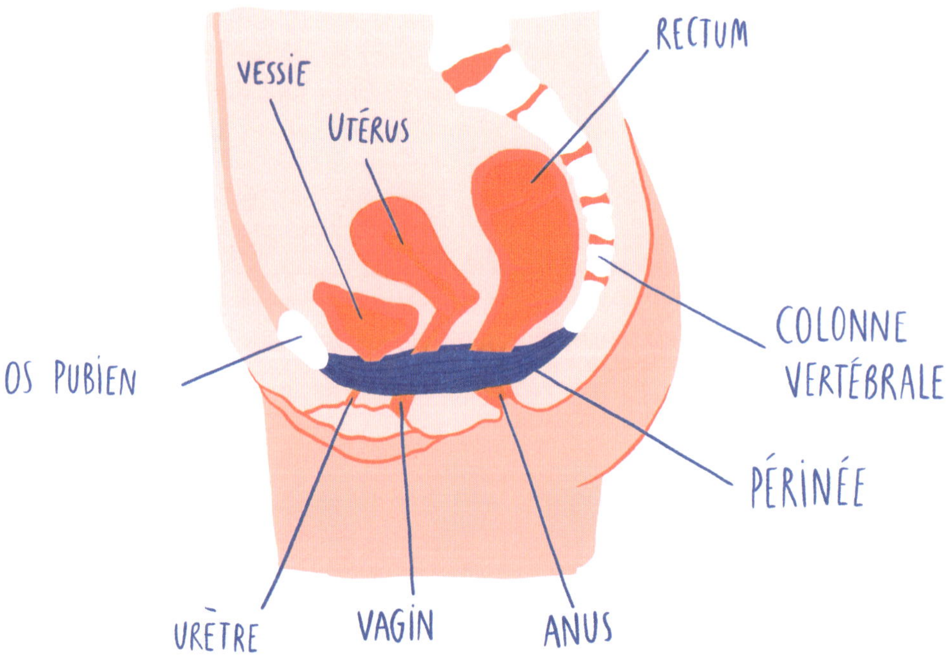

Soigner son alimentation...

Pour vous comme pour votre bébé, une bonne hygiène alimentaire est de rigueur. Lucie Kinsman, naturopathe, nous donne quelques conseils.

- Mangez un maximum de fibres, de légumes verts ou jus de légumes pour aider le **transit**. Les infusions de mauve ou de guimauve peuvent aussi soulager.
- Les fruits secs tels que les pruneaux, les abricots et les amandes (trempés dans l'eau) facilitent une bonne **digestion**.
- Pendant le 1er trimestre, il est important d'apporter des sucres à **index glycémique bas**, car l'organisme à cette période a tendance à stocker des graisses. Privilégiez le sucre de fleur de coco, le sirop d'agave, le *rapadura*, le sucre de bouleau, le miel d'acacia.
- Enrichissez votre alimentation d'**oméga-3, 6 et 9** grâce aux huiles de première pression à froid : olive, colza, tournesol, lin, cameline, noix (2 à 3 c. à soupe par jour).
- Augmentez aussi les apports en **protéines** (80 g par jour au 1er trimestre, 120 g par jour au 3e trimestre). Les protéines animales maigres – viandes blanches, œufs, poissons frais, coquilles Saint-Jacques, fruits de mer – mais aussi les algues sont plus facilement assimilables.
- Faites le plein de prunes, d'abricots, de pastèques, de pamplemousses, de bananes, tous des fruits **alcalinisants** (ils réduisent l'acidité du corps).
- Augmentez vos apports en **calcium** (1 g par jour) : amandes, algues, légumes verts, sésame, parmesan.
- Misez sur les **vitamines** A (légumes et fruits colorés, huile de foie de morue, jaune d'œuf), B6 et B9 (pollen frais, algue Klamath), D et C (qui aident à fixer le fer).
- N'hésitez pas à vous supplémenter en **magnésium, de préférence marin**, pour apaiser vos émotions et éviter les crampes.
- Contre les **nausées et l'acidité gastrique**, buvez de l'eau florale de fleur d'oranger (ou de l'hydrolat) dans un lait végétal. Sachez que le bourgeon de figuier (en goutte) agit sur l'estomac.
- En cas de **brûlures d'estomac**, mangez moins mais plus souvent et éliminez le sucre au maximum. L'utérus grossit, l'estomac se déplace vers le haut, les acides se concentrent dans le bas de l'œsophage, ce qui crée des brûlures.

- Investissez dans un filtre à eau pour **boire abondamment** (2 l par jour). Il est important de bien vous hydrater pour favoriser le transport de fluides dans le corps, soulager les reins et faciliter une bonne digestion. Buvez un grand verre d'eau au réveil, à température ou tiède ; évitez l'eau trop froide.
- Aromatisez vos salades d'huile de noix ou de lin pour hydrater votre colon.
- De façon générale, évitez la nourriture grasse, le sucre et le gluten autant que possible.

ABUSEZ DES TISANES (BIO DE PRÉFÉRENCE)

- Gingembre pour lutter contre les nausées.
- Trèfle rouge pour relancer la circulation.
- Thym contre les rhumes.
- Valériane et/ou fleur d'oranger pour améliorer le sommeil.
- Ortie pour lutter contre l'inflammation et les douleurs.
- Mélisse pour combattre les maux de ventre, le stress et agir sur le système lymphatique.
- Tisane Baladi Choornam (Sida Rhombofolia) pour bien dormir, réguler le taux de sucre dans le sang et préparer l'élasticité du bassin et du col de l'utérus.
- Framboisier pour renforcer l'utérus, faciliter le travail pendant l'accouchement et prévenir les saignements excessifs après.
- Mauve ou guimauve contre la constipation.

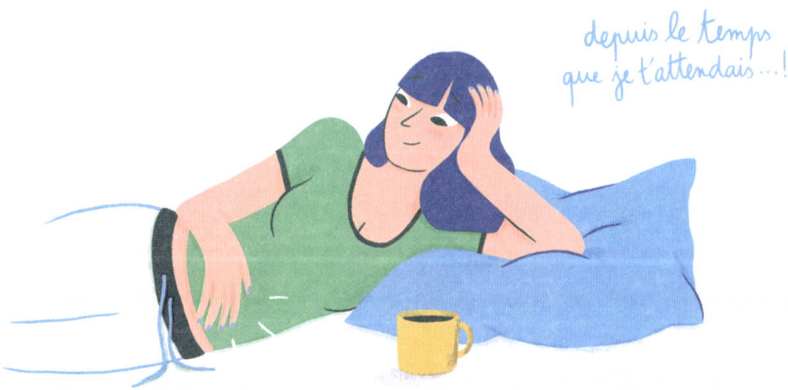

... mais aussi son bien-être

Voici des petits plus qui peuvent faire la différence. La liste n'est pas exhaustive, renseignez-vous auprès d'un professionnel (nutritionniste, naturopathe ou herboriste) pour adopter ce qui vous correspond le mieux.

Compléments alimentaires

- Du magnésium marin pour apaiser son système nerveux et sa sphère émotionnelle.
- Un supplément en fer type Gentle Iron chez Solgar – le bébé puise énormément dans la réserve de fer de la maman les derniers mois.
- Des capsules de Psyllium Husk, des fibres naturelles qui aident à restaurer la flore intestinale et participent à une bonne digestion, et des probiotiques pour améliorer les flores intestinale et vaginale.
- Des pansements gastriques contre les aigreurs d'estomac et les nausées.
- De l'Euphytose® pour apaiser les nuits.

Homéopathie

- Nux Vomica contre les aigreurs d'estomac et les nausées.
- Curpum Mettalicum contre les crampes.
- Aesculus composé contre les hémorroïdes.
- Actea Racemosa.
- Caulophyllum, pour aider à l'accouchement et apaiser les douleurs après le post-partum.
- Arnica (post-accouchement).

Fleurs de Bach

- Walnut : pour vous protéger de l'environnement et vous aider dans les transitions à venir.
- Olive : pour atténuer la sensation de fatigue et avoir des nuits récupératrices.
- Star of Bethleem : pour vous réconforter lors des montagnes russes émotionelles.
- Impatiens : pour calmer son impatience.
- White chestnut : pour apaiser les ruminations mentales.
- Larch : pour garder confiance en vous.
- Mimulus : pour apaiser les peurs que vous pouvez nommer.
- Aspen : pour apaiser l'anxiété de fond.
- Wild oat : si vous êtes inquiète pour la suite.
- Rescue : pour les moments de stress intense.

Dans votre salle de bains

Prenez le temps de vous masser, pour vous chouchouter mais aussi prévenir les douleurs et les vergetures.

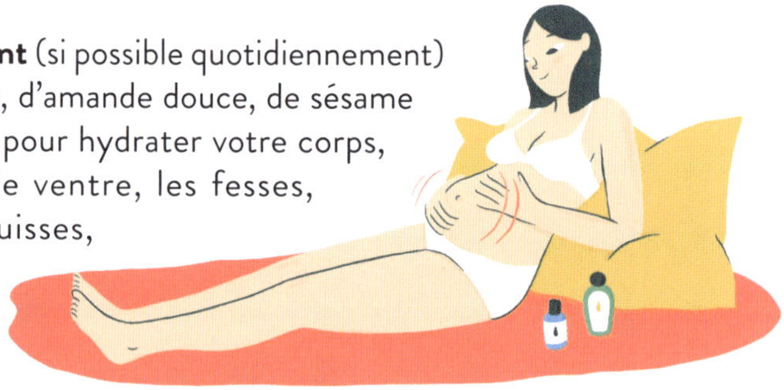

Badigeonnez-vous régulièrement (si possible quotidiennement) d'huile d'olive, de germe de blé, d'amande douce, de sésame ou encore de beurre de karité pour hydrater votre corps, principalement la poitrine, le ventre, les fesses, le bas du dos, le haut des cuisses, soit les parties du corps qui prendront du volume, afin d'éviter les vergetures.

Votre suivi médical et/ou bien-être

Connaissez-vous les doulas ? Si le terme doula, du grec ancien, évoquait la femme esclave qui s'occupait des soins de sa maîtresse autour de la grossesse et de l'accouchement, le métier a bien évolué depuis !

Ce terme, repris par l'association des **doulas** américaines en 1992, a voyagé jusqu'en France où il est apparu au début des années 2000. Aujourd'hui, une doula est une femme dévouée au service de la mère pendant la grossesse, l'accouchement ou pendant la période postnatale. Elle ne remplace en aucun cas la sage-femme ou le gynécologue obstétricien, elle est simplement présente pour **soutenir le processus de transformation de la mère et de la famille**. En plus des moments de partage et des rencontres régulières, certaines doulas vous proposeront des outils d'accompagnement issus du yoga, des techniques comme le *rebozo* (tissu mexicain utilisés pour détendre et mettre le corps en mouvement), la danse, le chant prénatal, le massage, l'hypnose prénatale et même la relaxation aquatique. Tout ceci n'est **pas à confondre avec la préparation à l'accouchement que proposent les sages-femmes**. Mais si vous le désirez et si la maternité choisie le permet, votre doula pourra elle aussi vous accompagner à l'accouchement. Sa présence peut réduire de manière spectaculaire les interventions médicales.

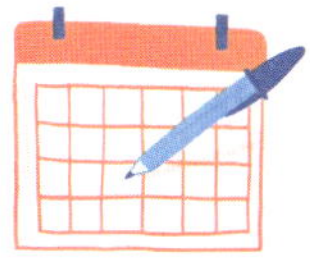

LES GRANDS RENDEZ-VOUS DU 1er TRIMESTRE

Une grossesse « normale » dure 39 semaines (ou 41 SA – sachez que les dates sont très souvent calculées en SA).

Il y a en tout **7 consultations prénatales obligatoires** pour vérifier votre santé et le bon développement de votre bébé. Mais vous aurez probablement plus de rendez-vous (et d'échographies si votre accompagnant médical est équipé). Ces consultations peuvent être réalisées par votre sage-femme, votre gynécologue ou votre médecin généraliste. Elles sont entièrement remboursées par la Sécurité sociale.

- Ce premier trimestre, vous avez deux grands rendez-vous.
  - **La 1re consultation prénatale obligatoire** sera réalisée au cours de votre **2e ou 3e mois de grossesse**. C'est elle qui datera la grossesse en fonction du jour de vos dernières règles. Seront prescrits les différents examens à effectuer avec les dates souhaitées, telle la première échographie.
  - **La 1re échographie, dite « de datation », sera réalisée lors de votre 3e mois de grossesse (entre la 11e et la 13e SA).** Cette échographie permet de connaître le nombre de fœtus, de dater la grossesse (il peut y avoir une variation de quelques jours), de localiser le placenta, de vérifier le bon développement du bébé, son rythme cardiaque, et de dépister d'éventuelles anomalies.
- Tout au long de votre grossesse, vous aurez une **prise de sang mensuelle** à effectuer pour connaître votre groupe sanguin, rechercher d'éventuels virus, vérifier votre immunité et dépister de possibles carences.
- Vous aurez également des **tests urinaires mensuels** pour rechercher le taux de sucre ou d'albumine.

LES BONS RÉFLEXES À ADOPTER

- **Êtes-vous immunisée contre la toxoplasmose ?** Une prise de sang pour le savoir peut orienter drastiquement votre hygiène de vie lors de votre grossesse. Si vous êtes immunisée, vous choisirez vos repas sans trop de difficultés, tout comme vous pourrez continuer à vous occuper de votre chat ou jardiner sans souci.
  Mais **si ce n'est pas le cas**, les fruits et légumes que vous consommez devront toujours être soigneusement lavés, la viande bien cuite et l'hygiène du cuisinier irréprochable. Bénigne pour une personne en bonne santé en dehors d'une grossesse, la toxoplasmose est dangereuse pour le développement du bébé de la femme enceinte.
  Si vous avez un **chat**, restez loin de sa litière (et ce jusqu'au dernier jour de votre grossesse !). La toxoplasmose se contracte via les selles et les urines de votre chat, pas par ses poils. Vous pourrez donc lui caresser la tête ou le haut du corps sans problème. Néanmoins, si votre chat vit en appartement et ne se nourrit pas à l'extérieur, il est peu probable qu'il soit porteur du parasite !
  Autre précaution : si vous aimez **jardiner**, mettez obligatoirement des gants et lavez-vous bien les mains ensuite !
- Une autre infection est à surveiller : la **listériose**. Oubliez les aliments crus en général (à moins de bien les laver avec du vinaigre blanc), les fromages à pâte molle, au lait cru, leur croûte, les poissons crus ou fumés ainsi que les coquillages crus. Bannissez également les charcuteries artisanales.
- Attention au **cytomégalovirus**, de la famille des herpès, qui peut se transmettre au fœtus par le placenta via les fluides corporels (nez qui coule, urine, salive...) et être responsable de troubles du développement de l'enfant. Une prise de

sang vous permettra de savoir si vous êtes immunisée contre ce virus ou non et si vous devez être vigilante, avec les enfants notamment, couramment porteurs. Les personnes travaillant avec de jeunes enfants sont plus à risque.

- **Oubliez la cigarette !** Le tabagisme comporte de nombreux risques pour le bon déroulement de la grossesse et pour le développement du fœtus. En effet, la nicotine et le monoxyde de carbone passent dans le sang et perturbent l'absorption des nutriments essentiels au développement de votre bébé. Sachez que le tabagisme passif occasionne également ces difficultés. Voilà une bonne occasion d'arrêter. N'hésitez pas à faire appel à un thérapeute spécialisé si cela vous semble difficile.
- **Oubliez l'alcool.** « Oh, un petit verre n'a jamais fait de mal à personne. » Et pourtant si. Sachez que l'alcool passe directement du sang de la maman au sang du bébé par votre placenta. Non seulement cet alcool (même en petite quantité) peut entraîner un accouchement prématuré et un retard de croissance, mais il peut aussi provoquer le syndrome d'alcoolisation fœtal (SAF), responsable d'un handicap mental et de malformations. Beaucoup de risques pour un plaisir fugace.
- **Prenez rendez-vous chez le dentiste.** Il n'est pas rare d'avoir les gencives et les dents fragilisées pendant la grossesse. En effet, les hormones de grossesse, les modifications alimentaires, les nausées ou vomissements peuvent provoquer des problèmes bucco-dentaires et augmenter le risque d'accouchement prématuré. Rendez-vous dès que possible chez votre dentiste pour un check-up et faites de votre brosse à dents (à poils doux) votre meilleure amie !
- **Choisissez les professionnels qui accompagneront votre grossesse**, ainsi que la maternité. Sentez-vous écoutée, respectée, en confiance et surtout pas infantilisée. N'oubliez pas, c'est aussi le moment de **réfléchir au type d'accouchement que vous souhaitez**. Le 1er trimestre marque également le moment de l'annonce de votre bonne nouvelle à la **CAF**...

Chaque trimestre, retrouvez une visualisation et une méditation pour vous relaxer.

4e MOIS

UNE RELATION APPRIVOISÉE

14 à 19 SG, 16 à 19 SA

1

VOTRE BÉBÉ

Les sens de votre bébé s'éveillent ! Et comme le liquide amniotique conduit les sons, votre bébé perçoit particulièrement votre cœur, l'activité de votre estomac et surtout, votre voix…

L'INFO DU MOIS

Votre bébé grandit de 12 à 17 cm et pèse de 65 à 200 g.

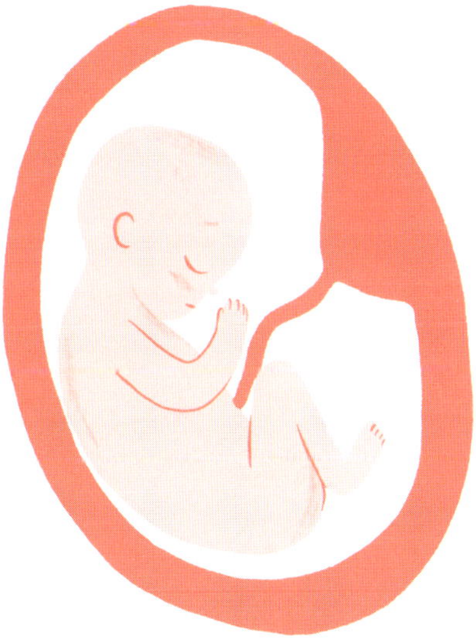

4ème MOIS

Un mini « vous deux » en devenir

Les aires spécialisées des 5 sens se mettent en place dans le cerveau.

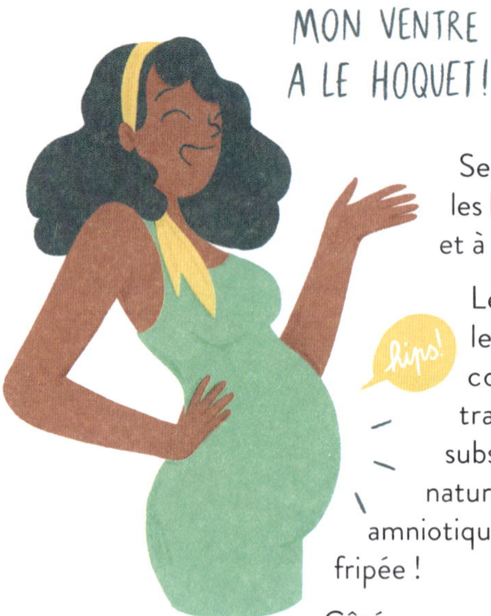

Le sens du toucher se développe, les cellules gustatives deviennent opérationnelles, et votre bébé est sensible à la lumière projetée sur votre ventre (bien que ses yeux soient encore fermés).

Ses bras et ses jambes se développent et atteignent les bonnes proportions. Il commence à plier les doigts et à serrer les poings.

Le visage se dessine de plus en plus : les cils et les sourcils apparaissent et les premiers cheveux commencent à pousser. La peau est toujours transparente mais elle se recouvre de vernix, une substance grasse et blanchâtre qui forme une barrière naturelle imperméable pour protéger la peau du liquide amniotique, ce qui évite à votre bébé d'avoir la peau toute fripée !

Côté mouvements, ça s'organise et la motricité se développe :

- **Votre bébé s'entraîne à respirer.** Sa poitrine se soulève et s'abaisse rapidement, faisant entrer du liquide amniotique dans ses poumons et facilitant ainsi le développement des alvéoles.
- Le **système digestif** continue à se former et le cœur tourne à plein régime : il bat deux fois plus vite que le vôtre !
- **Le réflexe de succion apparaît** : lorsque le pouce entre en contact avec les lèvres, il déclenche automatiquement un réflexe de tétée fugace.
- Un autre mouvement réflexe entre en jeu : **le hoquet.** En effet, le va-et-vient du liquide amniotique dans les poumons encore immatures est responsable du hoquet de votre bébé toute la grossesse.

DE VOTRE CÔTÉ

Comment vous sentez-vous ?

Pour certaines, c'est seulement au début du 2e trimestre que la grossesse devient concrète. Elles rencontrent un peu plus de stabilité et tout devient plus agréable.

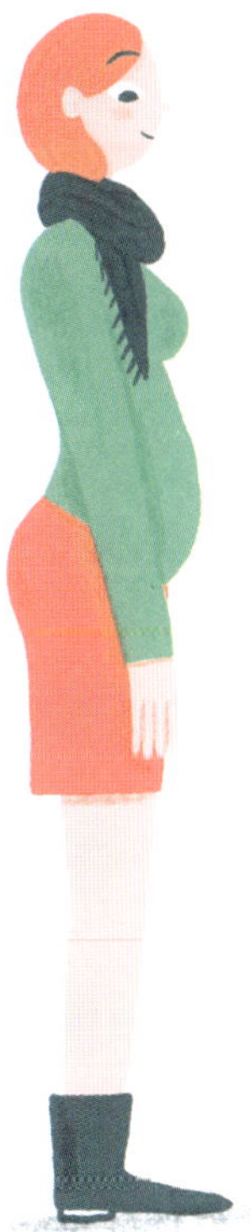

Le corps continue de s'adapter et de faire de la place au bébé. C'est le bon moment, si ce n'est pas déjà fait, pour commencer ou pratiquer une **activité physique quotidienne** et prendre soin de votre corps. Cours collectif d'accompagnement bien-être à la grossesse (gym douce, barre au sol, yoga ou chant prénatal, piscine...), activités dans votre quartier, vous permettront d'avoir un temps pour vous et de rencontrer d'autres femmes enceintes. Si vous ne trouvez rien qui vous inspire, n'hésitez pas à embarquer votre meilleure amie pour marcher régulièrement en forêt ou aller nager.

Vous avez aussi probablement **besoin que l'on prenne soin de vous**, de vous sentir soutenue et écoutée. Entourez-vous de personnes bienveillantes, évitez les individus bruyants et agressifs. Vos sens sont en éveil plus que jamais, la grossesse affine et aiguise les sensations, vous avez besoin d'évoluer dans un environnement agréable.

POURQUOI PAS DU JARDINAGE ?

Certaines sages-femmes recommandent de jardiner, de se connecter aux plantes. La nature a beaucoup à nous apprendre. Regardez les choses avec le cœur ouvert, concentrez-vous sur la beauté et la gratitude, une façon de dire à votre bébé que la vie qui l'attend est belle.

L'importance des pensées

Des études scientifiques ont prouvé que le fœtus réagit autant aux pensées de la maman qu'à ses paroles. Rassurez-vous, pas les petites pensées d'organisation du quotidien qui n'ont pas de charge émotionnelle, mais celles qui se répètent et qui sont teintées d'émotions fortes pour la maman.

Il est donc primordial d'en avoir conscience et d'essayer de ne pas polluer sa psyché ! Protégez-vous des personnes qui vous énervent, méditez, relaxez-vous.

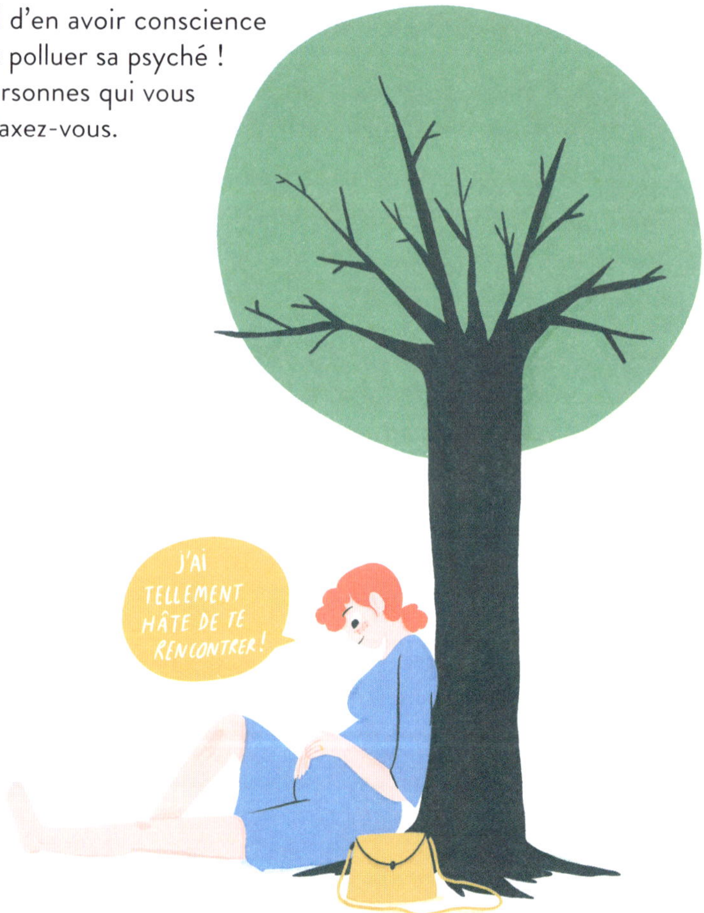

Garder la forme

Apprivoisez votre nouveau corps

Votre utérus grossit, vos ligaments se relâchent pour faire de la place dans votre bassin. Chaque femme s'adapte et évolue en fonction de sa morphologie. Vous allez découvrir comment porter au mieux votre bébé, au quotidien. Pensez à vous redresser, à ne pas vous tasser. Tenez-vous droite, étirez vos côtes dans la longueur et allongez votre colonne vertébrale.

Imaginez que le haut de votre corps se prolonge vers le ciel tandis que votre bassin et vos jambes s'ancrent dans la terre. Respirez consciemment pour faire circuler l'énergie entre le ciel et la terre. Sentez le contact avec le sol et, dans cette posture, cultivez votre qualité de présence dans votre corps entier, habitez-le.

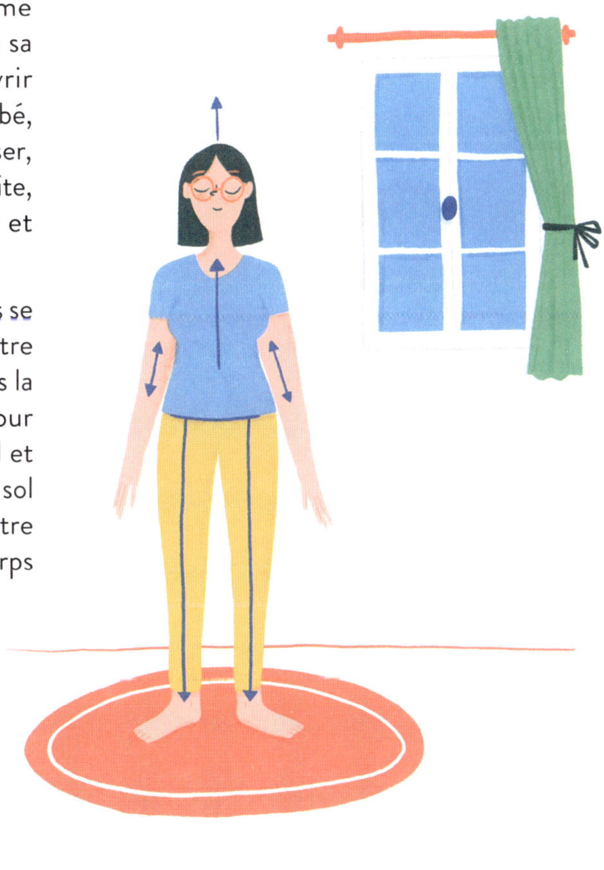

Votre suivi médical et/ou bien-être

En plus de la prise de sang et du test urinaire, de la visite chez la sage-femme ou de l'accompagnement bien-être, vous pouvez bénéficier d'un entretien, première étape de la préparation à la naissance et à la parentalité (voir page 53).

- **Il est temps d'apporter de la mobilité autour de votre bassin.**
  Prenez conscience de votre bassin et visualisez-le comme un nid douillet. Votre utérus est en effet la chambre de votre bébé. Plus vous serez détendue, joyeuse et calme, plus cette chambre sera souple, confortable et cosy. Le stress tend en effet les membranes et rend l'espace de vie de votre enfant peu agréable. Il est donc nécessaire de prendre le temps de vous relaxer après, par exemple, un long voyage ou si vous avez vécu une contrariété.

- **Pensez à bien respirer**, dites-vous que tout est parfait, même si les choses n'apparaissent pas forcément comme telles. Allez à votre rythme en fonction de vos sensations, en vous adaptant à votre environnement. Votre centre de gravité change, il se déplace vers l'avant au fur et à mesure de la grossesse. Le bébé devient de plus en plus lourd. Cela demande de s'ajuster et encore une fois de **vous connecter à votre corps** tout entier.

LE BASSIN, CARREFOUR PHYSIQUE ET ÉNERGÉTIQUE

Dans son livre *Accouchement-naissance, un chemin initiatique*, Martine Texier parle de deux portes d'entrée dans le bassin, l'une supérieure, l'autre inférieure. Le jour de l'accouchement, ces deux portes devront s'ouvrir pour laisser votre bébé glisser à l'extérieur. Martine Texier propose des exercices précieux de visualisation et de yoga pour ressentir l'espace dans lequel l'expérience va se vivre et donc se préparer.

Le bassin est l'endroit où s'équilibrent les forces qui viennent de l'avant et de l'arrière, du haut et du bas du corps. Si votre accouchement se fait par voie basse, vous verrez, le ressenti de ces ouvertures successives est unique et extraordinaire.

APPORTEZ DE LA MOBILITÉ À VOTRE BASSIN

Astuce : réalisez avec vos hanches des 8 ou des trèfles à 4 feuilles. Debout les mains sur les hanches, assise ou à quatre pattes. Pensez à respirer lentement et profondément en concentrant votre énergie dans cet espace qui est mis en mouvement.

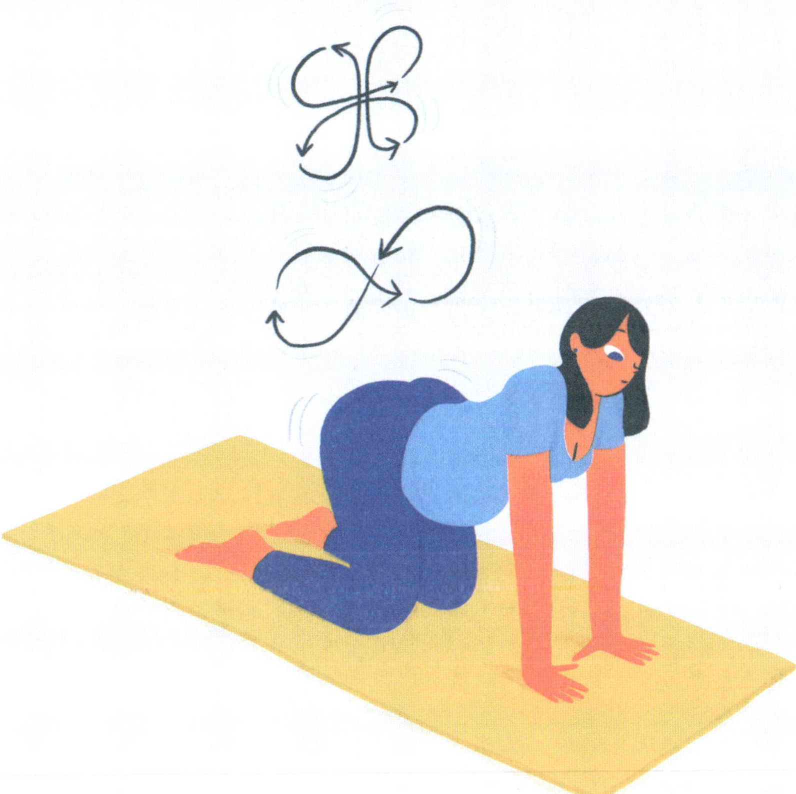

Le rituel des 120 jours

Dans la culture yogique du nord de l'Inde, il est coutume de célébrer les 120 jours de la vie du bébé *in utero*.

La croyance est que l'enfant s'incarne à cette date dans le champ magnétique de la mère. Avant 4 mois, son âme voyage entre le ciel et la terre. Ce rituel est ainsi une manière d'honorer l'âme de l'enfant et de lui souhaiter la bienvenue. La cérémonie est souvent accompagnée de prières, de chants et de poèmes. On célèbre aussi le couple, la famille qui se forme et la mère en devenir, à qui on souhaite une grossesse saine et puissante.

- **Préparer ce rituel** commence par déclarer son **intention**. Par exemple : « Je crée un rituel pour souhaiter la bienvenue à l'âme de mon enfant. »
  - Qui aimerais-je autour de moi pour être témoin de ce moment privilégié ?
  - Où aurais-je envie de célébrer cette cérémonie ?
  - À quel moment ?

- **Pensez au contenu** une fois que vous aurez répondu à ces questions.

Vous pouvez choisir de lire un texte qui vous touche, demander à vos invités de partager un souhait pour ce bébé ou vous adresser à lui directement, à haute voix ou en silence.

Un rituel existe à partir du moment où vous ouvrez un espace, que vous laissez la magie opérer et que vous refermez ensuite cet espace. Pour ouvrir et fermer l'espace, vous pouvez prendre une grande respiration en vous mettant tous en cercle, en fermant les yeux et en vous donnant les mains. Faites sonner une petite cloche.

CÉLÉBRER L'ÉVÉNEMENT

Sentir le soutien de la famille et des amis dès le début de la grossesse est très gratifiant pour le couple et le bébé. Ce n'est pas le moment d'offrir des cadeaux mais plutôt d'être en présence avec ce bel événement et la vie qui s'implante. Si vous préférez rester dans l'intimité, vous pouvez vous offrir un massage mutuel, méditer ensemble ou simplement parler au bébé pour le remercier de vous avoir choisis, vous ses parents. Si vous êtes seule, vous avez peut-être maintenant une doula qui pourra vous proposer un accompagnement.

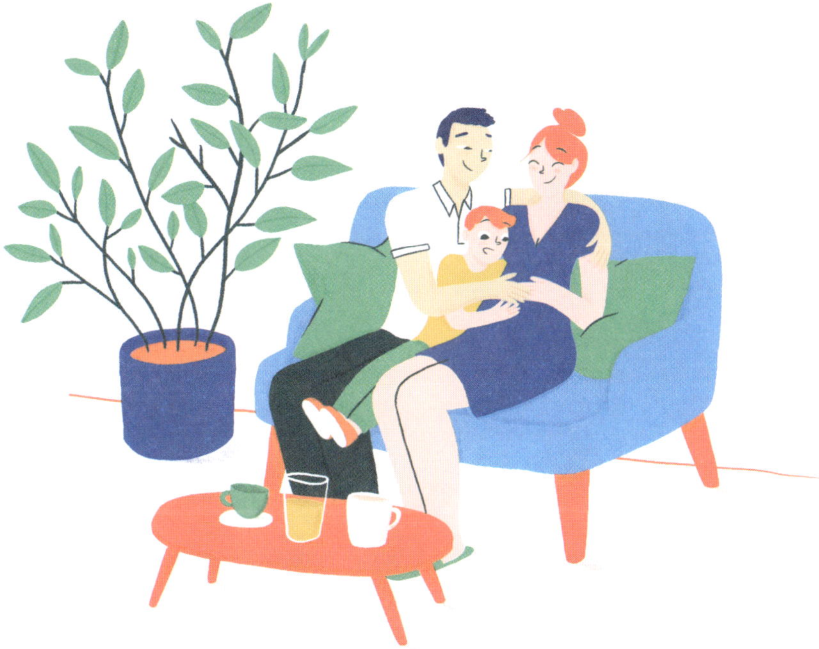

L'annonce à la fratrie

Vous avez déjà un ou d'autres enfants ? C'est le moment de leur annoncer l'arrivée du futur petit frère ou de la future petite sœur.

- **Réunissez-vous** dans un endroit agréable et confortable pour faire de ce moment un joli souvenir. Annoncez la nouvelle simplement et accueillez toutes les réactions. Si elles ne sont pas enjouées, acceptez-le sans reproche. Expliquez à votre enfant (ou vos enfants) que vous entendez son émotion et que vous la respectez. Que vous êtes de votre côté heureux et que vous espérez qu'il le deviendra aussi bientôt.
- **Essayez d'impliquer votre ou vos enfant(s)** dans certains choix : prénoms, doudou fétiche, couleur de la chambre, etc.
- **Préparez un événement spécial**, quelque chose que vous n'avez encore jamais réalisé (un week-end ou une sortie convoitée, un voyage), pour fêter les derniers mois de la famille actuelle avant qu'elle ne s'agrandisse. Expliquez que cet événement célébrera cette nouvelle vie que vous accueillez tous ensemble. Une occasion supplémentaire de se réjouir de cette naissance à venir.
- **Il est possible que votre premier enfant vous surprenne :** il sait peut-être déjà que son petit frère ou sa petite sœur arrive...

5e MOIS

VOUS LE SENTEZ BOUGER !

18 à 22 SG, 20 à 24 SA

1

VOTRE BÉBÉ

Les mouvements de votre bébé prennent suffisamment d'ampleur pour que vous les perceviez. En Inde, on pense que le fœtus passe par les 108 postures du yoga pendant son évolution intra-utérine !

L'INFO DU MOIS

Votre bébé grandit de 18 à 25 cm – la moitié de sa taille de naissance – et grossit de 200 à 500 g. Il baigne dans environ 500 ml de liquide amniotique renouvelé toutes les 3 heures.

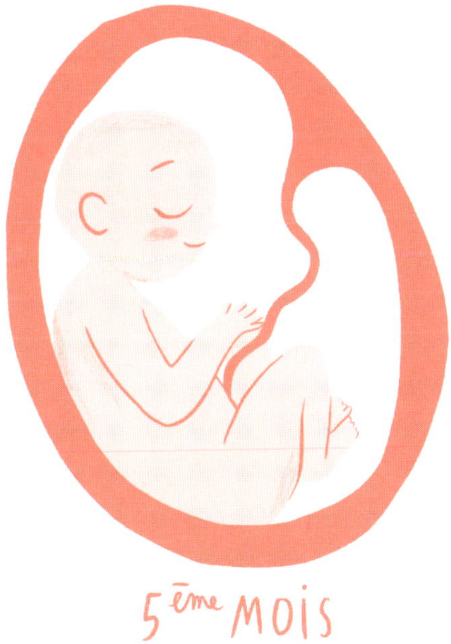

Un vrai training pour votre bébé

Ce mois-ci, votre bébé poursuit son entraînement : respiration mais aussi muscles !

Le liquide amniotique entre et sort des poumons, ce qui leur permet ainsi qu'aux alvéoles de continuer à se développer.
Votre bébé gagne aussi en force, car ses muscles grandissent et grossissent et **les mouvements s'organisent** : flexion, extension, rotation ! Comme il bouge beaucoup, il dort beaucoup (environ 20 heures par jour).

Son **cerveau** qui était jusqu'alors lisse se recouvre d'une substance grise, le **cortex**, et se plisse pour augmenter sa surface. Les neurones, qui ont eu une croissance exponentielle depuis le début de la grossesse, rejoignent leur poste dans le cortex pour créer des connexions entre eux.

Son **visage** se dessine de plus en plus : les sourcils s'esquissent, le nez s'ossifie, les oreilles s'ourlent.

GARE AU TAPAGE !

Ses sens s'affinent, il devient très sensible aux sons graves et les mémorise. Il réagit au bruit fort en sursautant, en couvrant ses oreilles de ses mains ou encore en s'enfouissant pour se protéger.

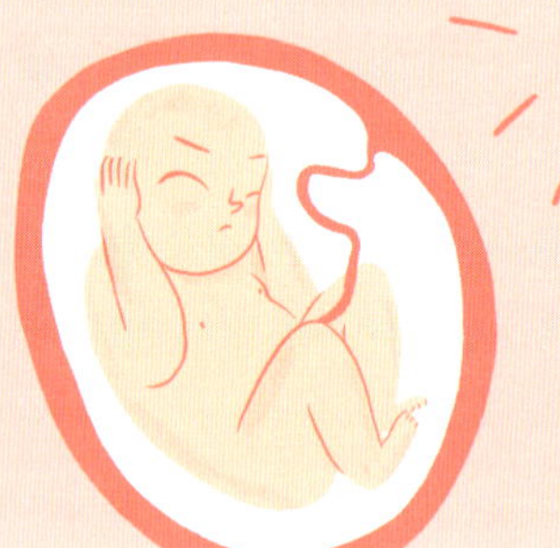

Parallèlement, les **organes sexuels internes** se développent. Le vernix recouvre maintenant la totalité de son corps. Il disparaîtra avant la naissance, gardant une fine pellicule pour jouer le rôle de lubrifiant au moment de l'accouchement et faciliter ainsi la naissance.

Le **placenta** est devenu mature et remplit pleinement son rôle : apporter au bébé les substances nutritives tels que minéraux, protéines, hydrates de carbone, graisses... Ces substances sont ensuite transformées en fonction des besoins de votre bébé. Le placenta est un peu comme le potager, la source d'eau et la réserve d'oxygène du bébé. Il permet aussi à celui-ci d'évacuer son dioxyde de carbone et ses déchets métaboliques. Lors de l'accouchement, il sortira de votre corps environ 30 minutes après votre bébé, on appelle cela « la délivrance du placenta ».

2

DE VOTRE CÔTÉ

Comment vous sentez-vous ?

La grossesse offre 9 mois pour se préparer. Vous vivez des moments de joie indescriptible où vous vous sentez très bien dans votre corps et d'autres plus difficiles où les inconforts prennent le dessus : tout est normal.

- Continuez à **prendre soin de vous** : en le faisant, vous prenez aussi soin du bébé.

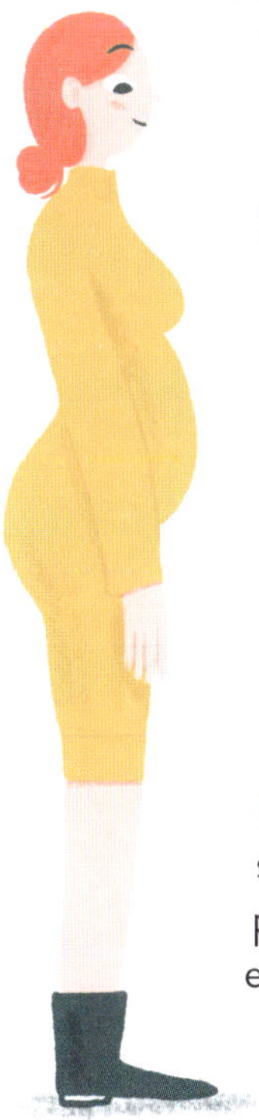

Ne vous laissez pas influencer et ne vous comparez pas aux autres. Restez vous-même. La personne la plus apte à prendre les décisions à propos de votre grossesse et de votre accouchement, c'est vous. C'est votre corps, vos sensations, votre bébé.

Si, pour une raison ou une autre, vous vivez une situation complexe ou que vous soyez stressée, créez un espace particulier pour parler au bébé, expliquez-lui votre état et rassurez-le en lui disant que c'est transitoire et qu'il faut parfois beaucoup de courage pour dépasser certains événements de la vie.

- Il peut parfois sembler étrange de **faire l'amour enceinte**. Or avoir un orgasme augmente la circulation du sang dans l'utérus, ce qui est bon pour le bébé. L'endorphine sécrétée se diffuse dans le placenta et procure au bébé un sentiment de bien-être. Pour vous, c'est aussi un excellent moyen de glisser dans l'endormissement.

La majorité des femmes n'ont pas envie de faire l'amour les mois qui suivent la naissance. Donc si votre libido est en hausse, ne vous privez pas, tout en respectant votre corps, et sans vous forcer. À ce stade, il est possible que l'acte sexuel provoque des petites contractions, en rien dangereuses.

Garder la forme

Connaissez-vous la pratique *Ho'oponopono* ? Ce mot hawaïen signifie « corriger ce qui est erroné ». Ce n'est ni une méthode, ni une technique, plutôt un recentrage qui apporte un grand apaisement et une paix intérieure.

Ho'o signifie « faire que quelque chose arrive », *pono* veut dire « correct, à la perfection ». Le dire deux fois renforce l'intention. Cette tradition ancestrale hawaïenne invite au lâcher-prise, en « nettoyant » les souvenirs, les pensées qui polluent le quotidien, en nous reconnectant à notre intériorité profonde.

Pratiquer *Ho'oponopono* apporte un apaisement général et permet de rester dans un accueil véritable. Parfait pour une grossesse sereine !

- Tout simplement, **répétez ces 4 mots** : « désolée, pardon, merci, je t'aime ». Ils veulent dire : « Je suis désolée. Pardonne-moi pour ce que j'ai en moi qui a attiré cela dans ma vie. Je te remercie. Je t'aime ». Répétez ces 4 mots (ou juste 2 ou 3 si vous préférez) en ayant conscience que vous vous adressez à vos mémoires du passé proche et lointain (votre passé et celui lié à vos ancêtres).
- Laissez les pensées parasites telles que « pourquoi je fais cela ? », « je ne vois pas de changement immédiat » : elles vous éloignent du lâcher-prise recherché. Pratiquez très régulièrement tout au long de votre grossesse. Vous ressentirez tant de bienfaits qu'il est probable que vous adoptiez cette pratique simple et efficace même après la naissance de votre enfant !

Alors, dès que quelque chose vous contrarie, lorsque vous nourrissez des pensées désagréables, répétez ces mots plusieurs fois. Vous pouvez aussi commencer votre journée du bon pied en répétant ces 4 mots au réveil, avant de sortir de votre lit !

Votre suivi médical et/ou bien-être

Le 5e mois est marqué par votre deuxième échographie, dite « morphologique », qui permet de dépister d'éventuelles malformations... et de découvrir, si vous le souhaitez, le sexe de votre bébé. Stressée ? Pourquoi ne pas vous faire masser ?

Votre bébé, en se développant, crée une pression sur les organes, ce qui provoque des tensions dans le bas du dos et une lourdeur dans les jambes. Le massage est une excellente manière de faire partir ces tensions.

- Créez une **atmosphère relaxante** : allumez une bougie, mettez une musique douce, couvrez-vous si nécessaire. Détendez-vous et respirez lentement et profondément. L'idéal est d'être avec votre partenaire ou une amie pour vous faire masser. Si vous êtes seule, c'est l'occasion de vous reconnecter avec vous-même.
- Choisissez une **huile végétale biologique** (olive, sésame ou amande douce) et **massez chaque partie de votre corps**, dans l'ordre qu'il vous plaira. N'oubliez pas le fessier qui garde beaucoup de tensions, les reins que vous pouvez masser énergiquement car ils sont très sollicités, l'intérieur des cuisses, les seins et le ventre pour limiter les vergetures. L'énergie va bien circuler dans votre corps, ce qui fera du bien au bébé.
- Si vous le pouvez, massez votre partenaire pour l'inclure dans cette sensation de bien-être.

6e MOIS

ENTREZ EN COMMUNICATION !

23 à 26 SG, 25 à 28 SA

VOTRE BÉBÉ

C'est le début de la myélinisation, donc de la transmission des informations au cerveau. C'est aussi le mois où les poumons arrivent à maturité et où le système immunitaire se met en place.

L'INFO DU MOIS

Votre bébé grandit de 25 à 33 cm et grossit de 500 à 850 g.

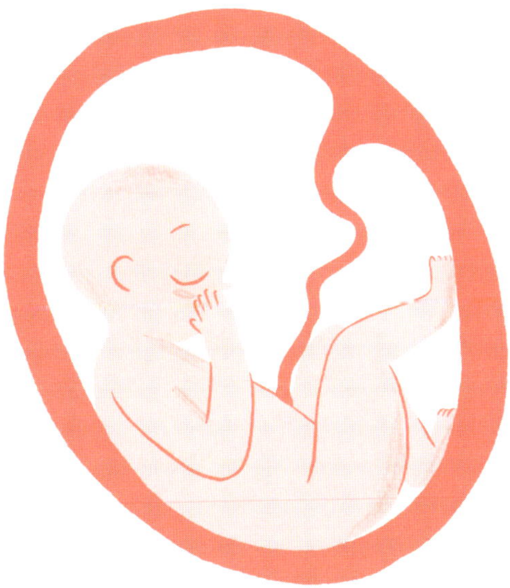

Il vous entend et répond à vos stimulations !

La myélinisation, cette substance blanche qui permet la bonne transmission des messages nerveux et donc le bon fonctionnement du cerveau, démarre au début du mois.

- Le **système immunitaire** se développe et des globules blancs (qui permettent de lutter contre les maladies ou infections) sont produits. Votre bébé développe particulièrement son ouïe, son appareil auditif s'achève. Il reconnaît la voix de ses parents, d'où l'importance de communiquer avec lui ! Les organes de l'équilibre, situés dans l'oreille interne, ont désormais leur taille définitive.
- À la fin du mois, les voies nerveuses chargées de conduire l'information des récepteurs de la peau au cortex se mettent en place et votre bébé commence à réagir aux **stimulations tactiles**. Il joue avec ses pieds et ses mains. Il ouvre les yeux et s'intéresse aux sources de lumière, mais il détourne la tête si celle-ci est trop forte pour lui.
- Ses **mouvements** sont doux et il profite du soir, lorsque vous vous allongez, pour bouger avec plus d'aisance. Ses phases de sommeil sont plus régulières. Progressivement, le volume du liquide amniotique décroît en fonction de la croissance de votre bébé.

Les premières cellules graisseuses apparaissent et viennent arrondir l'aspect du bébé. Les ongles commencent à pousser, les cheveux s'épaississent, les bourgeons dentaires sont en place. L'ébauche de ses empreintes digitales apparaît. La croissance ralentit et entame sa vitesse de croisière.

DE VOTRE CÔTÉ

Comment vous sentez-vous ?

Le fœtus perçoit de nombreuses sensations, il est maintenant possible d'établir une relation consciente avec lui.

Il perçoit de nombreux bruits de la vie quotidienne comme la voix ou la musique, les messages sonores (paroles, chant), tactiles et vibratoires de sa maman et de l'entourage proche, vos mouvements, vos caresses... En communiquant avec lui, vous accompagnez aussi le développement des sens !

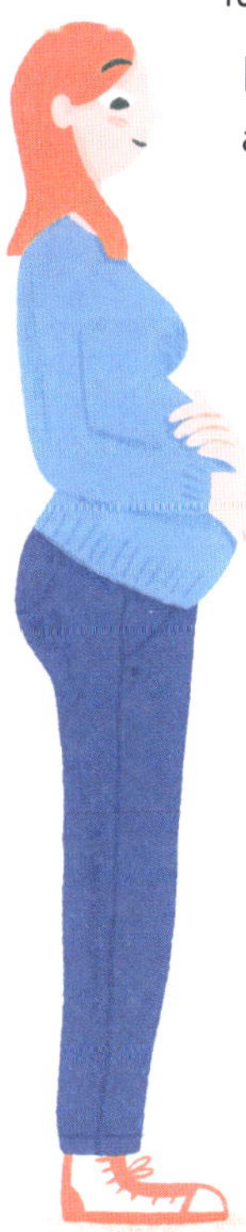

Il existe **plusieurs techniques pour communiquer avec votre bébé**. Il n'y en a pas de meilleure qu'une autre.

- Vous offrir un moment de douceur, **vous poser**, prendre le temps **de vous ressourcer en vous connectant à votre bébé** est le plus important. Faites-le à votre manière, c'est certainement la manière parfaite. N'oubliez pas que le bébé va recevoir l'intention et l'émotion qui seront mises dans vos paroles et vos gestes.
- N'ayez pas de retenues : **parlez à votre bébé dès que vous pensez à lui**, présentez-lui ce qui vous entoure, la nature, les personnes. Expliquez-lui les rendez-vous, présentez-lui les endroits importants.
- **Incitez votre partenaire à parler au bébé** pour introduire sa voix. N'hésitez pas à associer le toucher au son, la vibration du toucher permet au bébé d'être plus attentif aux sons.

Vous l'aurez compris, il s'agit de vous faire confiance, sans retenue et sans restriction. Osez poser des questions à votre bébé et mettez-vous en mode de réception calme pour écouter ses réponses – un coup de pied ou une idée qui jaillit en vous !

Garder la forme

Il est de plus en plus important de manger sainement pour vous aider à rester en forme. Prenez aussi garde à votre équilibre !

L'idée de manger pour deux est totalement obsolète, vous n'avez besoin que de 200 calories en plus par jour. **Mangez moins, mais plus régulièrement :** fractionnez vos repas pour éviter les remontées acides, mangez quelques fruits par jour, favorisez les légumes, évitez les plats déjà préparés, le gluten, le sucre blanc, le café et trop de chocolat.

L'apport en **oméga-3** est important durant votre grossesse, vous allez aussi peut-être avoir besoin d'un apport supplémentaire en **fer**. N'hésitez pas à vous reporter à nos recommandations page 23.

Il est possible que vous commenciez à être un peu gênée dans vos déplacements. Certaines hormones comme la relaxine travaillent sur les émotions mais aussi sur les ligaments, qui continuent de s'assouplir.

En plus de la prise de poids et de votre utérus qui grossit, **votre centre de gravité continue à se déplacer vers l'avant** et entraîne votre changement postural. Il est conseillé désormais d'adopter de bons réflexes de posture et de déplacement pour ne pas abîmer ou faire souffrir inutilement votre corps.

- Tout d'abord, portez une attention particulière aux transitions, lors de vos **changements de position**, surtout lorsque vous vous relevez ! Pendant la grossesse, les abdominaux grands droits s'allongent. Si on les sollicite trop, ils s'écartent et il sera plus difficile de leur faire reprendre leur place initiale après la grossesse. La séparation de ce muscle en deux parties en son milieu s'appelle « le diastasis ». Lorsque vous vous baissez, relevez-vous uniquement par des *squats* (le dos droit, en poussant sur vos jambes) ou en prenant appui sur un genou ; si vous êtes allongée, redressez-vous en passant **systématiquement par le côté**.

- **Ne portez pas de charges lourdes** (dont votre petit dernier… même si ce n'est pas facile). C'est aussi le moment de prendre soin de votre périnée ! Pensez à l'engager dans vos mouvements. Contractez-le **lorsque vous expirez**. Pour mieux comprendre l'engagement des muscles dans les mouvements de votre grossesse, vous trouverez une mine d'or d'informations dans les ouvrages de Bernadette de Gasquet (voir page 96).

- Vous pouvez aussi **soulager votre corps dans le sommeil** : lorsque vous dormez sur le côté, placez un coussin d'allaitement entre vos jambes, en remontant un de vos genoux à 90° et en gardant l'autre jambe tendue. Le bas du dos sera ainsi soulagé.

DU MATÉRIEL POUR SOULAGER VOS POSTURES

- **La ceinture Physiomat** (remboursée par la Sécurité sociale) pour les positions debout prolongées ou lors d'une grossesse gémellaire.
- **Le coussin d'allaitement** pour mieux dormir et vous installer confortablement chez vous. Après l'accouchement, il vous servira si vous allaitez mais aussi si vous donnez le biberon. Indispensable !
- **Le gros ballon** est également un achat gagnant. En effet, assise sur une chaise, votre bas du dos s'enroule et le coccyx et le sacrum s'écrasent. Cela bloque le bassin et gêne la mobilité du diaphragme, donc la possibilité d'une bonne respiration. S'asseoir sur un gros ballon aide les muscles à se détendre, le dos à se redresser et facilite une respiration ample et souple. Tenez-vousPlacez votre dos droit, les pieds bien à plat au sol pour ne pas tomber, les jambes à 90° avec le tronc et profitez-en pour réaliser des mouvements en 8.

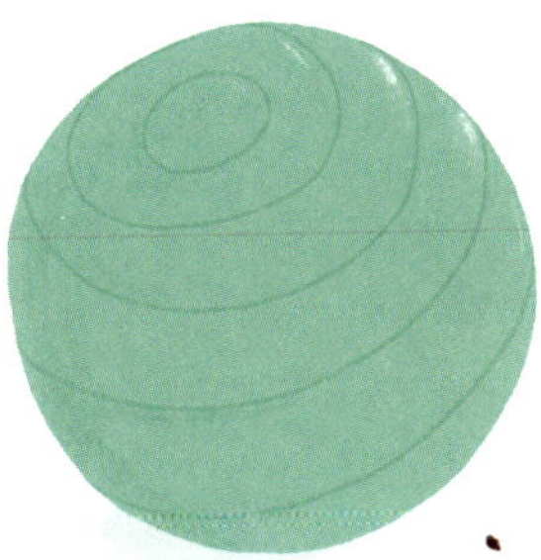

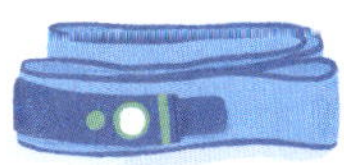

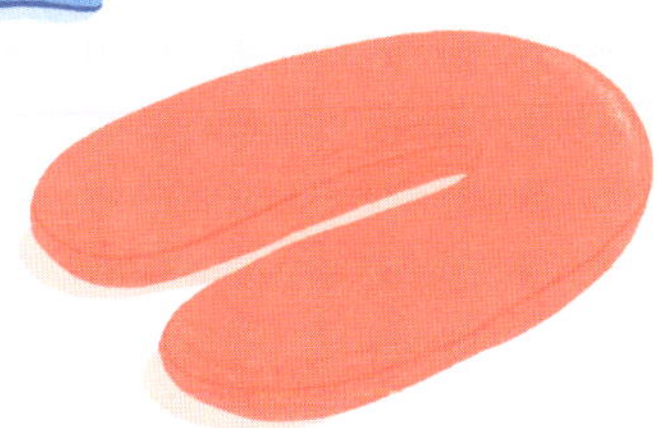

Votre suivi médical et/ou bien-être

Nous allons vous présenter quelques méthodes d'accompagnement bien-être à la grossesse et à l'accouchement, en complément de la préparation dite « classique», proposée par de nombreuses sages-femmes.

Il n'y a pas de technique meilleure que d'autres, il s'agit de votre **sensibilité**, propre à chacune, et des **rencontres** que vous ferez. Ces approches vous permettront d'instaurer des rendez-vous réguliers avec votre bébé, des temps d'écoute et de ressenti. Elles vous aideront également à prendre conscience de là où vous en êtes, physiquement et émotionnellement. Enfin, cela vous aidera à accueillir votre bébé.

Même si les techniques présentées donnent parfois envie de toutes les faire, et que vous pouvez éventuellement en cumuler deux ou trois, vous découvrirez que tout n'est pas compatible.

N'hésitez pas à faire **quelques recherches sur ce qui est proposé près de chez vous**, à prendre un cours d'essai ou un premier rendez-vous pour découvrir une approche et rencontrer les thérapeutes qui proposent ces techniques. Les belles rencontres sont parfois les meilleurs accompagnements.

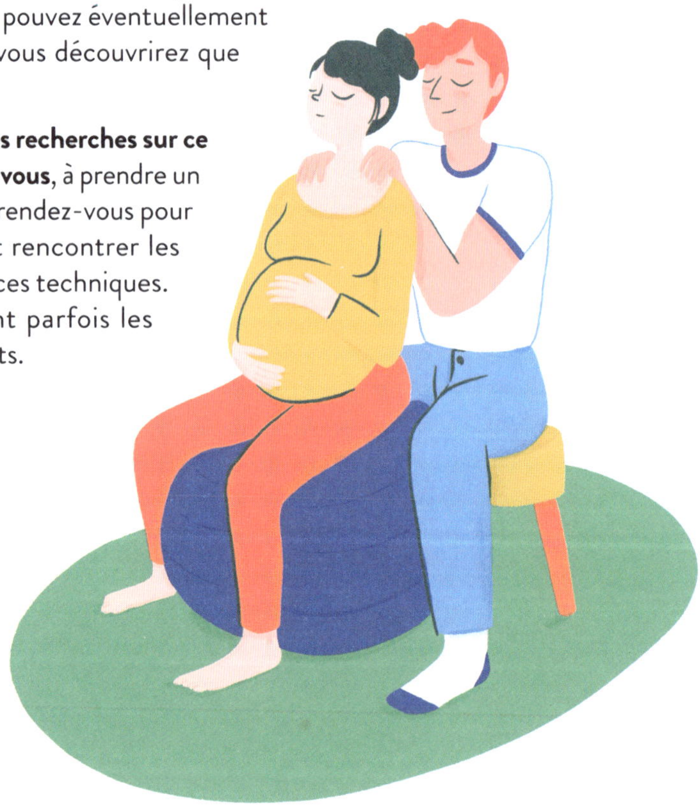

3

LA PRÉPARATION À L'ACCOUCHEMENT

La sophrologie

Sôs **signifie « harmonie »,** ***phren*** **« conscience ou esprit », et « étude ou science ». La sophrologie, créée par le neuropsychiatre Alfonso Caycedo en 1960, est ainsi une forme d'étude ou science de l'harmonisation de la conscience.**
Uniquement verbale, elle agit sur le corps et le mental. Elle associe des exercices de respiration, une détente corporelle ainsi que des visualisations. Certains exercices peuvent se faire en relaxation dynamique, c'est-à-dire par des mouvements répétés et conscients.

En quoi cela consiste-t-il ?

Le ou la sophrologue travaille sur les **ressentis corporels** afin de vous faire éprouver votre schéma corporel comme une réalité vécue. Vous intégrez alors plus facilement vos changements corporels, atténuez vos maux de grossesse et vous vous apaisez sur le plan émotionnel. Ce travail peut s'effectuer dès le premier trimestre de grossesse, afin de vous entraîner à la méthode : ainsi, l'état de détente sera accessible rapidement.
À partir du 5e mois, des techniques de **visualisations spécifiques** pourront commencer : tout d'abord la sophro-acceptation progressive, qui permet d'anticiper un événement pas à pas afin de prendre confiance et de l'aborder de façon positive. Cette technique se focalisera sur l'arrivée du bébé dans votre vie, ainsi que sur l'accouchement. Il y aura ensuite une technique de sophro-substitution sensorielle pour s'entraîner à une analgésie directe ou indirecte des parties douloureuses.
Après l'accouchement, la sophrologie aide à visualiser l'involution des organes, favorise l'allaitement et permet d'aborder cette nouvelle vie avec sourire et apaisement.

LA VISUALISATION

La visualisation avec les sens en éveil et le vécu d'une émotion douce et belle vient imprimer les ressentis en soi, comme une mémoire corporelle et émotionnelle, comme si la situation avait été réellement vécue.
On devient plus serein dans le vécu de sa grossesse et dans l'anticipation de l'accouchement.
Certaines personnes visualisent facilement, d'autres non. Ce n'est pas grave, concentrez-vous sur vos ressentis, plongez dans les émotions recherchées. Il n'y a pas de bonne ou mauvaise façon de faire, et les possibilités personnelles évoluent aussi, vous verrez. Faites-vous confiance.

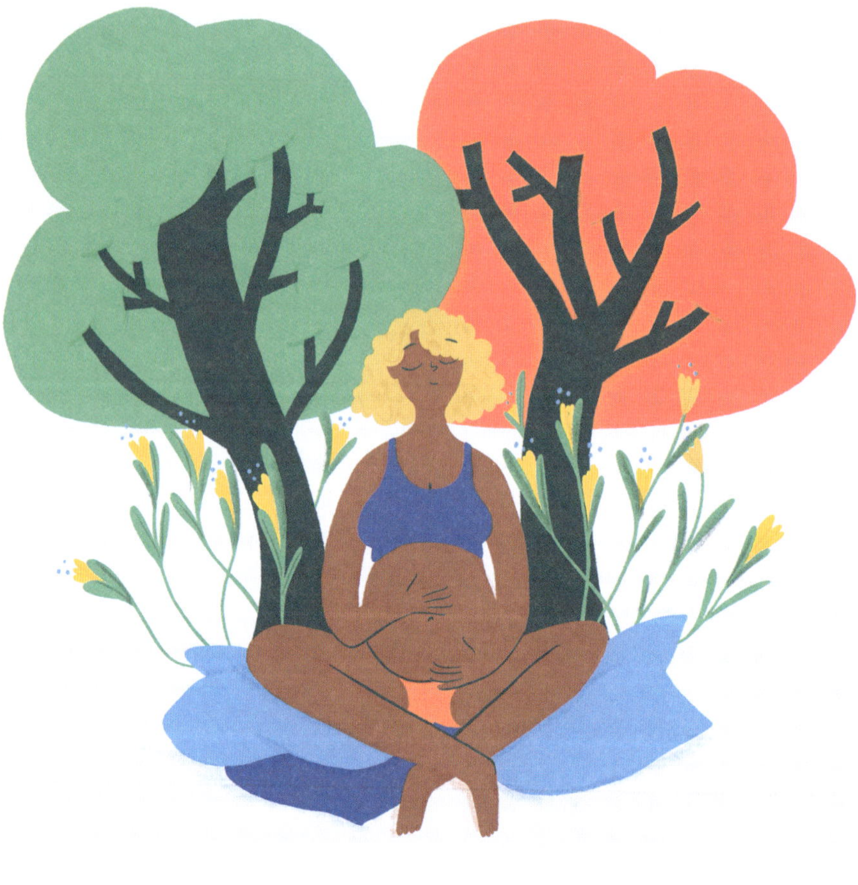

L'haptonomie

***Hapto* signifie « le toucher, l'union » et *nomie*, « les lois, la mesure ». L'haptonomie est un concept créé par Frans Veldman, largement repris et développé par Catherine Dolto. Cette approche est une forme d'investissement sur les relations futures avec son bébé, ainsi qu'une jolie cohésion à vivre pour le couple.**

En quoi cela consiste-t-il ?

Le toucher étant le premier sens en éveil chez le bébé *in utero*, c'est la méthode d'accompagnement de la grossesse et de la **communication par le toucher** avec votre bébé par excellence. Les récepteurs cutanés de votre bébé apparaissent vers 2 mois de gestation, mais c'est vers 4 mois que ce sens sera suffisamment développé chez lui pour percevoir le toucher des parents et pouvoir y réagir.

Le parent pose ses mains sur le ventre avec un toucher de qualité, en conscience, pour ouvrir un dialogue avec son enfant à naître. **Le ou la partenaire est inclus(e) dans la relation**, c'est une triade : il se « connecte » aux sensations éprouvées pour communiquer directement avec l'enfant.

Le but est à la fois de **créer un sentiment de sécurité pour le fœtus**, d'introduire l'autre parent, et de guider le bébé lors de l'accouchement pour faciliter le travail. Ce toucher de qualité transmet la sécurité, l'accueil et l'amour. C'est aussi une belle façon de créer un lien plus fort entre les parents par une expérience à vivre et à ressentir ensemble. D'ailleurs, on reconnaît souvent « un bébé d'hapto » : il a un regard vif, réagit à la voix des parents, est éveillé et curieux et a une psychomotricité développée, avec une capacité à se redresser et tenir sa tête naturellement.

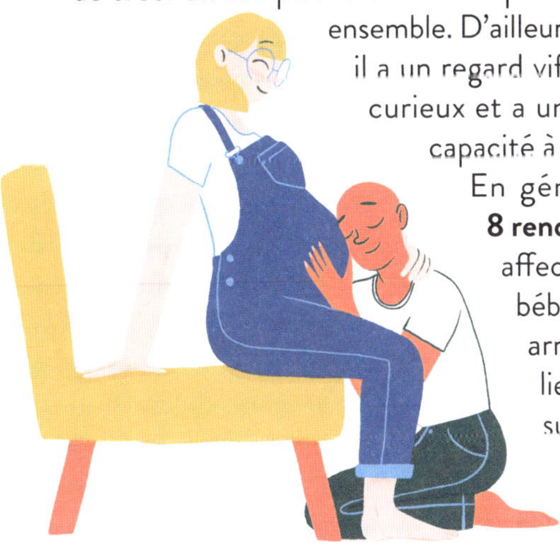

En général, l'haptonome propose entre **6 et 8 rendez-vous**. Il y aura des séances sur le toucher affectif pour entrer en communication avec son bébé, le guider, jouer ; d'autres pour préparer son arrivée et gérer la douleur tout en restant en lien avec son enfant ; également des séances sur la motricité libre.

Le chant prénatal

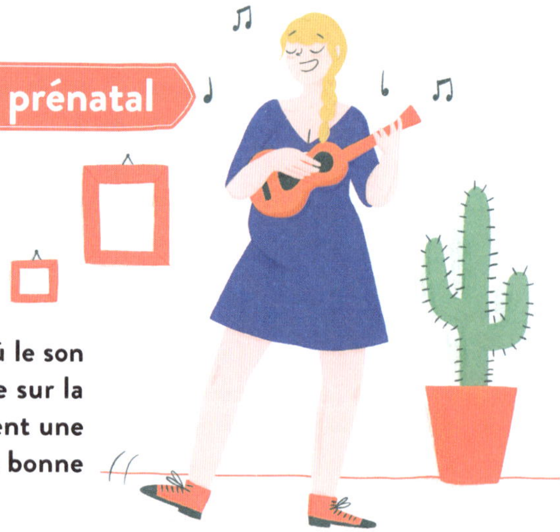

Le chant prénatal est une proposition de chant en conscience avec sa respiration et sa posture afin de baigner son bébé de vibrations sonores. C'est un moment de détente pour la maman et le bébé où le son et la vibration font comme un massage sur la peau du bébé. Le bassin et les os forment une caisse de résonance et permettent une bonne transmission des sons.

En quoi cela consiste-t-il ?

Le bébé développe son sens de l'audition dès la fin du 2e mois. Néanmoins, la perception des sons n'est que vibratoire. C'est au cours du 5e mois de grossesse qu'il commence à réellement percevoir les sons, la musique qui l'entourent et à partir de 7 mois que l'ouïe se développe complètement.

Lors des ateliers de chant prénatal, on vous propose des exercices de respiration, de la détente corporelle, de légères percussions osseuses... Il s'agit parfois de **faire vibrer des mots pour faire résonner une partie du corps**.

Outre l'aspect détente et bien-être pour la maman et le bébé, ces chansons renforcent également la **sécurité intérieure du bébé**.

Sachez en outre que chanter pendant l'accouchement favorise la détente. En effet, les sons graves aident à apaiser la douleur, car ils ont un **effet antalgique** sur le bassin. Ces sons graves, tout comme la détente de la bouche et de la mâchoire lors du chant, aident également lors des contractions à dilater le col de l'utérus et à accompagner la descente du bébé.

BON À SAVOIR

À partir de la fin du 5e mois, passez ou chantez une musique, toujours la même, régulièrement : lorsque votre enfant sera né, cette musique apportera une belle réassurance et favorisera un bon sommeil.

L'hypnose prénatale

L'hypnose prénatale (ou Hypnonatal) est une méthode issue de l'hypnose ericksonienne qui associe de la relaxation à des visualisations et des suggestions positives autour de la grossesse et de l'accouchement. Cette méthode favorise la libération du négatif possiblement présent afin d'envisager la naissance à venir uniquement dans la joie, la confiance et l'amour.

En quoi cela consiste-t-il ?

Cette méthode aide la future maman à prendre confiance en sa force naturelle, en sa capacité innée à devenir mère et à établir une jolie connexion avec son bébé. Elle aide à vivre la grossesse et à envisager l'accouchement sereinement.

L'hypnose prénatale permet de **réduire considérablement le stress** qui accompagne les doutes et les peurs de la maman. Bien suivies, ces séances ont un effet certain sur le travail lors de l'accouchement : il est généralement plus court chez ces mamans et les interventions médicales sont moindres.

Le thérapeute réalise dans un premier temps un entretien pour connaître les attentes du couple et l'histoire de chacun. Ils passent en revue ensemble les peurs ou les souvenirs personnels et familiaux qui entourent la grossesse.

Les séances se déroulent ensuite en débutant par une relaxation corporelle puis une visualisation. Des enregistrements sont généralement remis afin que la future maman puisse pratiquer régulièrement chez elle, en toute autonomie.

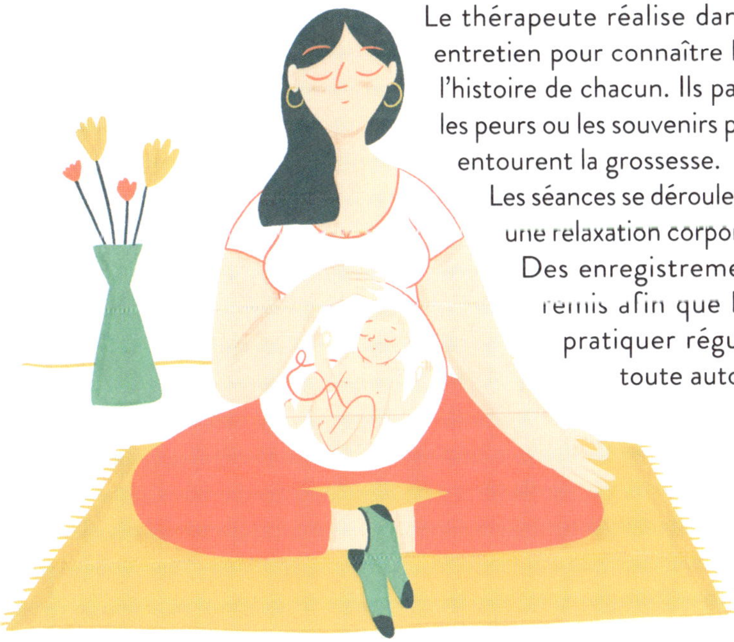

La relaxation aquatique

C'est une manière de se connecter, de développer une relation intime avec l'élément eau et de s'y sentir soutenue. Ce travail n'est pas une préparation à l'accouchement dans l'eau à proprement parler, mais certaines femmes expliquent que, durant l'accouchement (pas nécessairement dans l'eau), elles se sont rappelées les moments passés en flottaison et que cela les a aidées à surfer sur la vague des contractions avec plus de sérénité.

En quoi cela consiste-t-il ?

Les techniques de relaxation aquatique sont très efficaces **pour se détendre profondément**. Ces séances se réalisent seules, en collectif ou en couple également. Pour les séances individuelles, renseignez-vous auprès des écoles de **watsu**, **janzu**, **aquaserena**, **water doulas**. Les cours collectifs se font plus rares, mais de plus en plus de sages-femmes (dont certaines déjà formées en haptonomie) s'intéressent à ce travail complet et sensible.

Il est important de **bien choisir son praticien pour se sentir en confiance**, car parfois, des souvenirs de la vie intra-utérine peuvent faire surface ; ainsi, il n'est pas rare que les femmes enceintes pleurent pendant un soin, c'est une manière de se libérer. Il est parfois touchant de simplement s'autoriser à se laisser aller dans les bras d'une personne bienveillante.

Michel Odent explique dans son livre *Naître et renaître dans l'eau* que, lorsque l'on est immergé dans une eau tiède, cela réduit les stimulations de l'oreille interne et du système vestibulaire, ce qui aide à se relaxer et à se tourner vers soi. Les effets de l'eau sont connus pour **favoriser la progression du travail dans la phase de dilatation** car elle a une action directe sur les tendons, les fascias et les muscles. Le bébé peut naître immergé dans l'eau car il continue à respirer par le cordon ombilical.

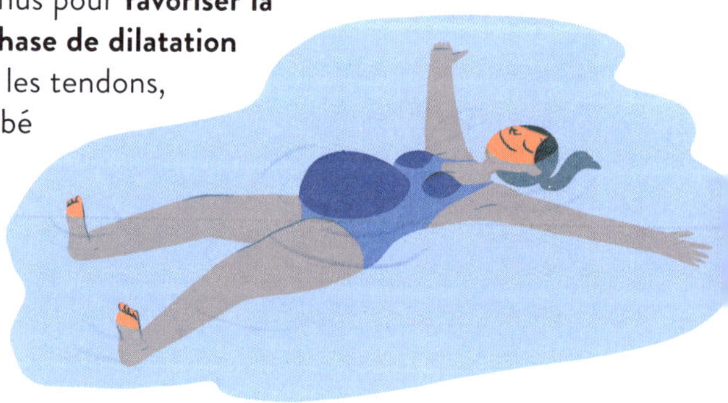

L'accompagnement par le yoga et la méditation

Le yoga est une science du corps et de l'esprit. À travers des séries de mouvements et des respirations rythmées, l'énergie circule de manière fluide et s'équilibre. Le yoga vous permet de pratiquer des mouvements qui préparent votre corps et votre mental à l'accouchement.

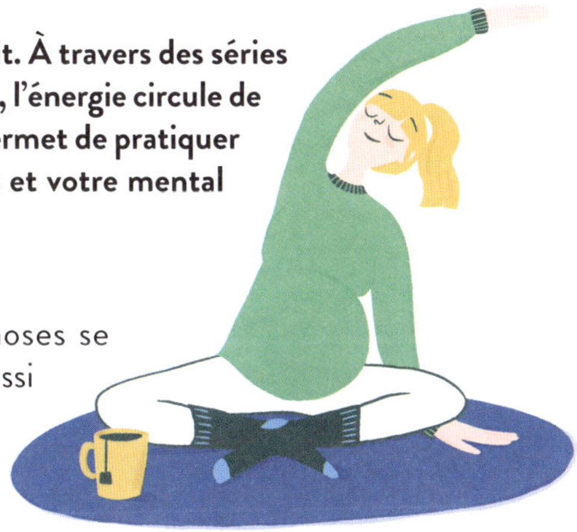

En quoi cela consiste-t-il ?

Pendant la grossesse, beaucoup de choses se transforment au niveau du corps mais aussi de l'âme, il n'est pas toujours facile de se reconnaître. La sensibilité nouvelle de la femme enceinte la rend réceptive et prête à accueillir les bienfaits du yoga, nous dit Ma Anand Gandha, dans la préface de son livre *Yoga et maternité*. Grâce au yoga, elle apprend à **écouter son corps** et à **connaître ses vrais besoins**. Le **kundalini yoga prénatal** est particulièrement adapté aux femmes enceintes, car il apaise le système nerveux et focalise son enseignement sur la grossesse consciente et l'ouverture du cœur. Renseignez-vous, certains enseignants proposent aussi des cours en couple.

Souvent, les cours de yoga offrent des temps de **méditation et de connexion au bébé**. La méditation permet de devenir l'observateur de ce qui se passe dans le corps et dans l'esprit, c'est une manière puissante d'apprendre à se connaître, sans se juger. Il s'agit de prendre le temps de se connecter au moment présent, d'accueillir ce qui se passe à l'intérieur. Tout réside dans la respiration et le lâcher-prise.

Vous pouvez méditer également en **marchant dans la nature** et **en vous connectant à vous-même et aux éléments qui vous entourent**. La respiration se fait plus fluide, sereine, le stress latent diminue, les émotions s'apaisent. Cela permet une meilleure disponibilité à soi et à son bébé.

LES GRANDS RENDEZ-VOUS DU 2e TRIMESTRE

Ce trimestre, votre corps s'est transformé ; certaines femmes en sont émerveillées, d'autres ont toujours des difficultés à s'adapter aux changements. Votre bébé continue de grandir et vous pouvez consciemment communiquer avec lui ou elle.

- **Chaque mois :**
  - Vous avez rendez-vous au laboratoire pour une **analyse d'urine** et une **prise de sang**.
  - Vous avez une **consultation prénatale** avec un examen médical complet (poids, hauteur utérine, tension artérielle). C'est le moment d'échanger avec votre accompagnant médical sur vos doutes ou interrogations.
- **La 2e consultation prénatale obligatoire** est réalisée au cours du **4e mois de grossesse (vers 16 SA)**.
- **Avant 20 SA : l'entretien prénatal précoce.** C'est un entretien avec une sage-femme pour partager vos ressentis, répondre à vos interrogations, vous aider à choisir votre préparation à la naissance et mûrir votre projet de naissance (voir page 66).
- **La 3e consultation prénatale obligatoire** est réalisée au cours de votre **5e mois de grossesse (entre la 20e et la 24e SA).**
- **La 2e échographie** dite « de morphologie » est réalisée au cours du **5e mois de grossesse** (vers 22 SA). Elle permet de vérifier que votre bébé se développe correctement (mesure du crâne, de la longueur des membres...) dans une quantité de liquide amniotique adéquate. C'est le moment de scruter votre bébé sous toutes ses coutures (du moins, celles qu'il accepte de montrer ce jour-là !) et de connaître son sexe si vous le souhaitez.
- **La 4e consultation prénatale obligatoire** est réalisée au cours de votre **6e mois de grossesse (entre 25 et 28 SA)**.

LES BONS RÉFLEXES À ADOPTER

- **Protégez votre peau du soleil** pour éviter le masque de grossesse, ces petites taches marron qui apparaissent sur la peau, dues à une augmentation de la production de mélanine.
- **Revoyez votre façon de vous déplacer** en favorisant le passage sur le côté ou en poussant sur vos jambes pour vous redresser. Utilisez le moins possible vos abdominaux.
- Trouvez un cours collectif d'**accompagnement bien-être de votre grossesse**, et si vous choisissez une pratique individuelle à faire seule ou en couple, créez un écosystème, une bulle de soutien autour de vous pour partager vos tracas ou demander des conseils.
- **Gardez un œil sur votre respiration :** si au cours d'une simple conversation vous vous sentez essoufflée, consultez votre accompagnant médical de grossesse. Idem si vous avez des étourdissements réguliers ou des maux de tête, ou encore de grosses douleurs inhabituelles.
- Prenez soin de vous offrir des **moments de détente, des moments pour vous**, au calme.
- Vous avez choisi le lieu de votre accouchement, annoncé la nouvelle à la famille. C'est le bon moment de commencer à vous **renseigner sur le futur mode de garde de votre enfant** : inscription en crèche, découverte de la liste des nourrices agréées près de votre domicile, fonctionnement d'une garde partagée et éventuellement recherche d'une famille avec qui vous lancer dans l'aventure !

Chaque trimestre, retrouvez une visualisation et une méditation pour vous relaxer.

7e MOIS

UN BÉBÉ MULTISENSORIEL

27 à 30 SG, 29 à 32 SA

1

VOTRE BÉBÉ

Les fonctions vitales sont en place et les sens s'éveillent davantage : les paupières s'ouvrent, les oreilles se débouchent, les perceptions se multiplient !

L'INFO DU MOIS

Votre bébé grandit de 33 à 37 cm et grossit de 850 g à 1,5 kg.

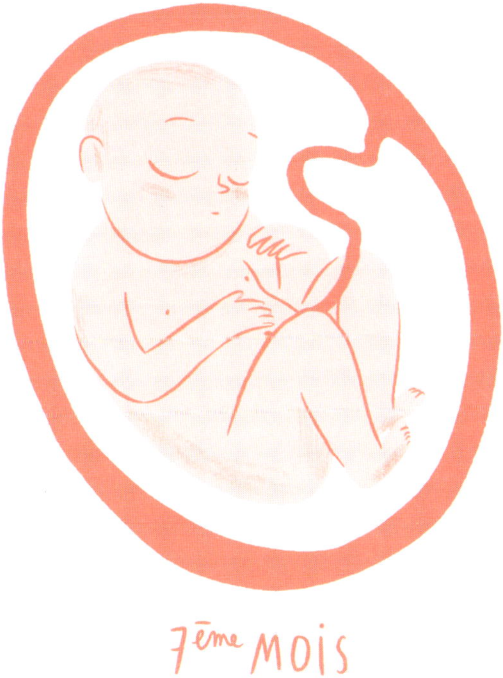

Des sens de plus en plus fonctionnels

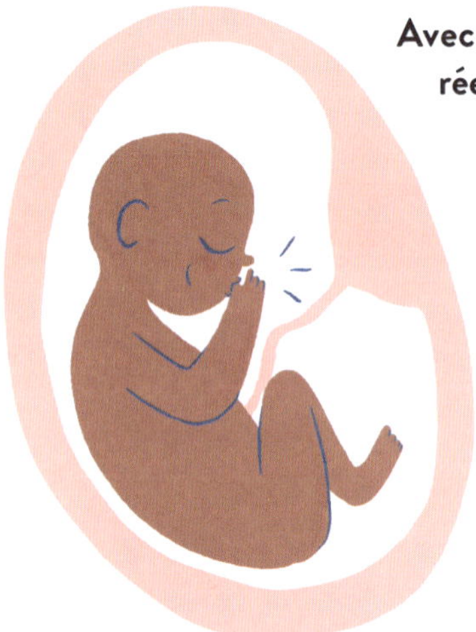

Avec l'éveil de nouvelles perceptions, votre bébé s'ouvre réellement au monde qui l'entoure.

- **Il s'entraîne à ouvrir les yeux.**
- Ses oreilles se débouchent, il entend la musique – si elle est suffisamment forte car elle doit traverser le liquide amniotique et le vernix. Votre bébé peut d'ailleurs reconnaître après la naissance des morceaux que vous lui aurez passés régulièrement à partir de ce mois-ci. Il reconnaît aussi la voix de votre partenaire ou des proches.
- Votre bébé ressent la **saveur des aliments**.
- **Son sommeil se transforme**, avec l'apparition d'un sommeil « agité » (sorte de sommeil paradoxal) et d'un sommeil calme (sommeil profond).
- **Il suce son pouce.**

Il sait maintenant déglutir mais le hoquet peut être fréquent.

Votre bébé continue de grandir et grossir harmonieusement. Il réclame beaucoup d'énergie, de calcium, de fer, de vitamine C, de protéines… Il prend environ 200 g par semaine mais ne grandit que de quelques millimètres ; il emplit déjà presque entièrement la cavité utérine.

- **Son cerveau est maintenant suffisamment développé** pour assurer le fonctionnement des systèmes vitaux (gérer le rythme de la respiration, assurer le fonctionnement du tube digestif et réguler la température corporelle) hors de l'utérus si jamais l'accouchement se déclenchait.
- Les muscles, les chemins nerveux et les poumons **continuent leur maturation**.
- **Le lanugo recouvre maintenant tout le corps** sauf la plante des pieds et les mains. Certains bébés ont déjà des cheveux, d'autres un fin duvet.

Peut-être a-t-il déjà placé sa tête en bas ?

2

DE VOTRE CÔTÉ

Comment vous sentez-vous ?

Le 3e trimestre commence, les choses deviennent de plus en plus concrètes. C'est la période de l'enracinement, le moment de développer une confiance totale dans le processus, même si certaines peurs peuvent remonter.

Savez-vous comment vous êtes née ? Comment est né(e) votre partenaire ?

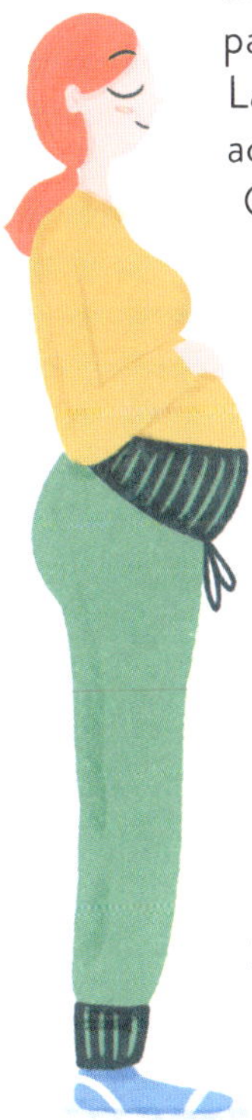

Il est intéressant de s'interroger sur vos naissances et l'histoire de votre lignée. Cela explique parfois des émotions passagères. Si votre passé est chargé, parlez-en avec votre sage-femme, votre doula ou un(e) psychologue. La grossesse et l'accouchement demandent un grand lâcher-prise, une acceptation de ce qui est. C'est la clé pour laisser place à la transformation. On parle souvent de **« chemin initiatique »**, de **« rite de passage »**.

La grossesse est l'une des expériences les plus puissantes de la vie. C'est l'occasion d'aller vers vous-même, même si cela n'est pas toujours facile d'aller se rencontrer.

Garder la forme

Périnée, bouche, respiration, mouvements du bassin : tout est connecté.

Par exemple, certains mouvements amples des hanches et de la colonne vertébrale (lorsqu'elle mobilise le bassin) favorisent l'étirement du périnée. N'hésitez pas à vous plonger dans le livre *Périnée et mouvement* de Blandine Calais-Germain.

Si vous avez des **insomnies**, des rêves très imagés, essayez de faire de petites siestes régulièrement. Et si vos doigts gonflent un peu, pensez à retirer vos bagues dès maintenant !

Votre suivi médical et/ou bien-être

L'EFFET DOULA

D'après les recherches du Dr Robbie Davis-Floyd, « l'effet doula » :
- réduit le temps du travail
- réduit le nombre d'interventions ;
- aide à gérer la douleur;
- améliore le vécu physique et physiologique de l'accouchement.

Elle ajoute que si les doulas étaient des machines, le monde entier aurait déjà investi dans le produit !

Que vous ayez une sage-femme ou une doula, parlez avec elle du rôle qu'elle (ou une de ses collègues) va jouer auprès de vous.

Si vous accouchez à la maison, la doula pourra être présente auprès de vous et de la sage-femme, mais si vous avez décidé d'accoucher en maternité, sachez que certaines n'acceptent qu'une seule personne à la fois dans la salle de naissance. Certains professionnels de la santé n'ont malheureusement pas intégré les bienfaits de la doula et peuvent refuser qu'elle soit présente en plus de votre partenaire.

Le projet de naissance

Les cours de préparation à l'accouchement ont commencé, en maternité ou avec votre sage-femme libérale. Le dialogue avec le corps médical est important : c'est le moment d'écrire, si vous le désirez, votre projet de naissance.

Le projet de naissance est un espace et un temps de réflexion en couple, pour faire le point. C'est le moment de discuter de vos désirs, des éléments qui vous paraissent importants pour avoir un accouchement heureux et accueillir votre enfant sereinement. Certains compagnons ou compagnes sont très engagés, d'autres moins ; c'est une réalité avec laquelle s'adapter, qui peut influencer certains points de votre projet de naissance.

- Le projet de naissance peut prendre plusieurs formes : mots, dessins, etc. Le plus important est qu'il soit facile à lire, clair, court et qu'il vous ressemble. C'est une invitation à **collaborer avec l'équipe soignante et à préciser vos intentions pour l'accouchement et l'accueil de votre bébé**. Il sera ajouté à votre dossier et devrait être présenté, à l'oral ou sous forme papier, à l'équipe soignante de préférence avant l'accouchement, le jour même sinon.
- La seconde partie du travail va être d'**incarner ce projet** : vos accompagnants doivent saisir votre vision et la respecter. Vivez ce que vous écrivez, croyez en vos mots. Intégrez que tout ne va pas forcément se passer comme vous le désirez. La vie est pleine de surprises et difficile à prédire, surtout lorsqu'il s'agit d'accouchement. Le plus important est d'accueillir le résultat le cœur grand ouvert, sans vous juger. Pensez ce que vous voulez plutôt que ce que vous ne voulez pas, allez à l'essentiel et concentrez-vous sur ce qui est possible. **Gardez une communication ouverte** pour que l'équipe médicale puisse aussi exprimer ses besoins. Pour connaître vos droits, retrouvez davantage d'informations dans le livre de Sophie Gamelin-Lavois, *Préparer son accouchement.*

Vous êtes l'actrice principale de la naissance de votre bébé, c'est votre histoire personnelle, ne restez pas passive ou naïve. Si votre premier accouchement s'est bien passé, demandez-vous ce que vous aimeriez reproduire. Si à l'inverse il a été difficile, pensez à ce que vous auriez aimé faire différemment et essayez de tout mettre en place pour créer un autre environnement pour une autre expérience.

Pour vous aider à rédiger votre projet de naissance

- Qu'est-ce qui est nécessaire pour que je me sente bien à l'arrivée à la maternité ?
- Qui aimerais-je avoir autour de moi ? Quel sera le rôle de chacun ? Est-ce que je souhaite mon compagnon/ma compagne, ma mère ou une amie à l'accouchement ? Si j'ai choisi d'avoir une doula, est-ce possible qu'elle m'accompagne ?
- Est-ce que je veux une liberté de mouvement ou accepte la position classique, les pieds dans les étriers ? Est-ce que j'envisage la péridurale ?

MON PROJET DE NAISSANCE

	✓ mes souhaits	✗ mes craintes
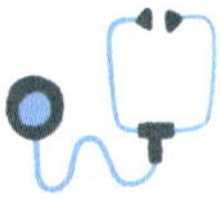 MON ACCOMPAGNEMENT MÉDICAL		
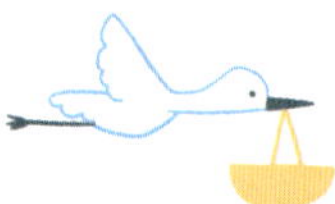 MON ACCOUCHEMENT		
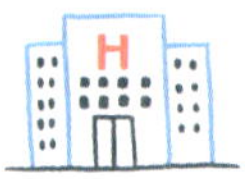 MON SÉJOUR À LA MATERNITÉ		
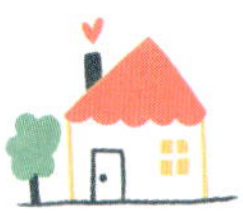 MON RETOUR À LA MAISON		

8e MOIS

DÉJÀ RETOURNÉ... OU PAS ?

31 à 34 SG, 33 à 36 SA

1

VOTRE BÉBÉ

Votre bébé commence à être à l'étroit : ses mouvements sont restreints car il a bien grandi et votre ventre a ses limites ! Comme il est vigoureux, vous sentez fortement ses mouvements.

L'INFO DU MOIS

Votre bébé prend du gras et devient potelé. Il grandit de 37 à 43 cm et grossit de 1,5 à 2,2 kg.

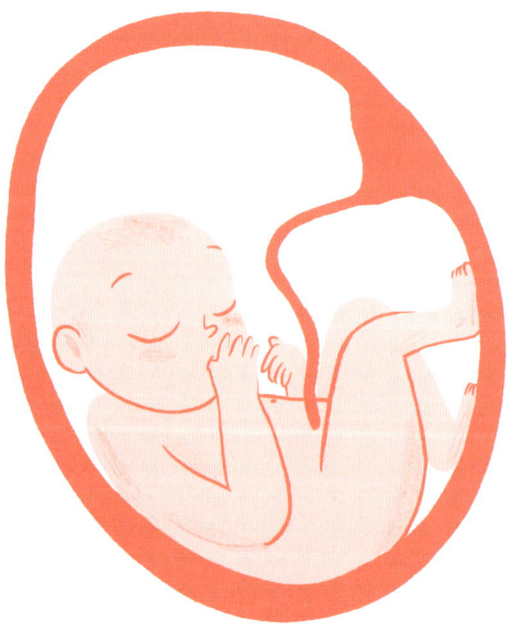

8ème MOIS

Présentation : tête en haut ou en bas ?

C'est classiquement ce mois-ci que l'enfant se retourne pour se présenter généralement la tête en bas.

- **Tous les organes sont bien formés**, sauf les poumons dont les alvéoles se recouvrent du surfactant, une substance lipidique qui recouvre la surface des alvéoles pulmonaires et qui joue un rôle actif pour éviter qu'ils ne se rétractent après la première inspiration qu'il prendra à la naissance.
  Le cerveau se développe incroyablement et le système immunitaire se déploie.
- Votre bébé fait **une très forte consommation** de calcium, ses os se solidifient, continuent de grandir et de se renforcer. Seuls les os du crâne restent flexibles.
  Il adopte une position spécifique : genoux repliés, jambes et bras croisés et menton sur la poitrine. Idéalement, c'est au début de ce mois qu'il se retourne pour adopter sa position de sortie, car ensuite il y a moins de place. Mais certains bébés se décident au dernier moment !
- Il est **très attentif aux stimuli sonores**, même si son audition ressemble à celle d'une petite taupe tapie sous le potager : soit environ 25 décibels de moins qu'un jeune adulte, moins l'absorption du son par le liquide amniotique et la paroi utérine (25-30 décibels). Il n'y a que votre voix qui lui parvient plus fort, car les tissus, la colonne vertébrale et le bassin sont d'excellents conducteurs de son.
  Il a le hoquet quotidiennement. Sa peau se lisse, le lanugo et le vernix commencent à disparaître.

SAVEZ-VOUS COMMENT LE BÉBÉ EST POSITIONNÉ ?

Il existe des *tips* pour apprendre à le sentir : il est plus ou moins évident, suivant la quantité du liquide amniotique et l'emplacement du placenta, de sentir les mouvements du bébé dans le ventre. Les signes indicateurs sont les sensations de petites vaguelettes (le mouvement des mains) et les mouvements plus forts et francs (les jambes et les pieds). Le hoquet se ressentira plus fortement au niveau de la tête.

2

DE VOTRE CÔTÉ

Comment vous sentez-vous ?

Il est possible que vous soyez prise dans le rush de votre activité professionnelle, à vouloir tout préparer avant votre départ en congé maternité.

- Si c'est le cas, même une **petite marche quotidienne ou une relaxation** allongée dans votre lit ou sur votre canapé, en respirant profondément, seront bénéfiques pour votre bien-être et celui de votre bébé.
- Un autre rituel agréable peut être celui du **massage** : huilez votre corps, prenez le temps de vous faire du bien. N'hésitez pas à réaliser de temps en temps ou même régulièrement les relaxations proposées dans ce livre.

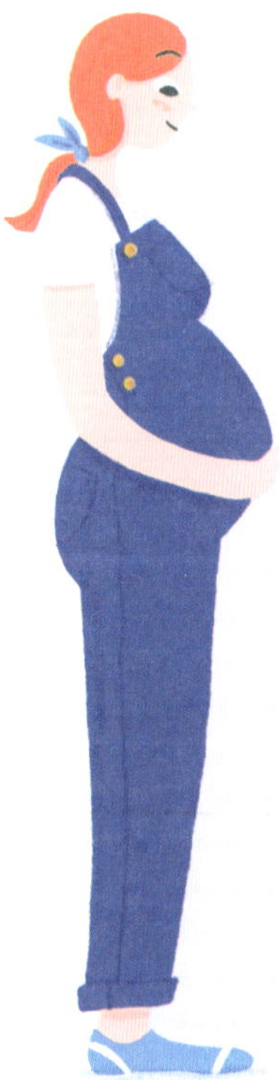

UN NID DOUILLET

- Aménagez l'espace dans lequel votre bébé va dormir (couffin, petite peau de mouton, lit), l'espace de change (couches, coton, liniment oléocalcaire), voire plusieurs espaces de change si la maison est grande. Préparez ses affaires (une quinzaine de bodys si possible, des affaires chaudes si c'est l'hiver).
  - Si besoin, mettez des rideaux aux fenêtres.
  - Prévoyez vos espaces pour allaiter au calme ou donner les biberons, avec le matériel facile d'accès.
- Remplissez le réfrigérateur et congélateur d'une nourriture saine et nourrissante adaptée à la période postnatale (des céréales et des légumes bien cuits – évitez le cru et tout ce qui est froid).
- Essayez de « clarifier » votre espace de vie, de faire de la place. C'est l'occasion d'un grand nettoyage. Demandez de l'aide.
- Choisissez votre ou vos modes de portage (*sling*, écharpe de portage, poussette).
- N'oubliez pas de commencer votre valise (vos affaires, celles du bébé et les papiers administratifs, voir page 83)

Garder la forme

Avez-vous adopté une pratique physique quotidienne ? Si ce n'est pas le cas, il est encore temps de s'y mettre.

Vous allez avoir besoin d'être en forme pour l'accouchement, et votre partenaire aussi ! Concentrez-vous sur **les jambes et les hanches**, elles devront être fortes et souples à la fois. Continuez à vous **alimenter sainement** et à faire des siestes dès que possible. Si vous n'avez pas envie de faire du sport, écoutez de la musique et dansez un peu en rentrant le soir chez vous !

Prenez le temps de vous connecter à votre **respiration** régulièrement. Favorisez la respiration abdominale. En respirant dans le ventre, vous créez de l'espace et massez le bébé en même temps. Pour vous aider, placez vos mains sur le ventre et respirez dans vos mains lentement et profondément.

Votre suivi médical et/ou bien-être

Ce mois-ci, vous aurez rendez-vous avec l'anesthésiste. C'est l'occasion d'aborder la question de la péridurale. Préparez vos questions pour vous aider à faire un choix conscient.

Les femmes accouchent depuis des millénaires naturellement. Le corps de la femme est d'une grande intelligence. La médecine, de son côté, permet aujourd'hui aux femmes d'être accompagnées par une série de protocoles dont la péridurale. L'accouchement est un labyrinthe qui demande beaucoup de patience et de courage, il est normal de vouloir un soutien extérieur, aussi, n'ayez aucune culpabilité à vouloir profiter des avancées de la médecine. Quel que soit votre choix, soyez rassurée et confiante, il sera parfait pour vous.

Sachez que la peur et la douleur peuvent être vos alliées pendant l'accouchement : certaines sages-femmes disent que la douleur aide en effet la femme à trouver les mouvements qui la soulagent et favorisent la descente du bébé. Une fois la peur dépassée, elle laisse place à la force en soi.

Le Blessing Way (le « chemin de la bénédiction »)

Ce rituel trouve ses origines chez les Indiens Navajos d'Amérique du Nord. Répandu dans beaucoup de régions du globe, adapté au système de croyances de chacune, souvent organisé par une amie ou la doula, il a pour intention d'honorer la future maman, de reconnaître le chemin parcouru et ce qu'elle se prépare à vivre. Il célèbre ainsi la transition entre la femme et la mère – premier enfant ou non.

La future maman choisit des femmes qui l'inspirent et lui donneront confiance pour participer à l'événement : la mère, les amies proches. On parle ici de « sororité», de « *sisterhood* » et « *motherhood* ». Les femmes invitées au rituel (comme les hommes si vous le désirez) sont présentes pour soutenir la future maman et lui donner de la force. C'est un moment sacré où **la future mère doit se sentir comme une reine**. Idéalement, une amie se charge de l'organisation pour libérer la maman et expliquer en amont à chaque participante le but de ce rituel et son déroulement.

Il n'est pas nécessaire d'avoir une pratique spirituelle pour participer à ce rituel, les choses peuvent être très simples. Le principal est de créer un environnement doux et bienveillant, qui vous ressemble. Faites confiance à la personne que vous choisirez pour l'organiser, lâchez prise sur le déroulement et laissez-vous surprendre.

- Créez un **espace confortable** dans un lieu que vous aimez, décorez-le avec des objets qui vous sont chers et qui symbolisent par exemple la force et la bienveillance (pierres, plumes, coquillages, bougies, tissus, coussins...).
- Votre doula ou l'ami(e) choisi(e) sera la **maîtresse de cérémonie** : elle présentera l'événement et fera en sorte que l'enchaînement des activités soit fluide.
- Demandez à vos invité(e)s d'apporter un plat fait maison ou des choses à partager.
- Faites-vous belle, choisissez des vêtements de fête.

PROPOSITIONS D'ACTIVITÉS PENDANT LE RITUEL

- Lire un texte ou un chant, un poème en rapport avec le fait de devenir mère ;
- Fabriquer un collier de perles en demandant à chaque invité(e) de choisir une perle qui représente la qualité qu'elle désire apporter sur votre chemin. Portez ensuite ce collier à l'accouchement ;
- Créer une boîte aux trésors avec des objets ;
- Faire un bain de pieds où chaque femme vient à son tour vous masser et rincer les pieds, comme pour vous bénir. Prévoir plantes aromatiques et fleurs à mettre dans l'eau ;
- Faire de la peinture sur votre ventre ou un moulage au plâtre si vous êtes créatives ;
- Prononcer des vœux comme les bonnes fées qui se penchent sur le berceau de l'enfant.

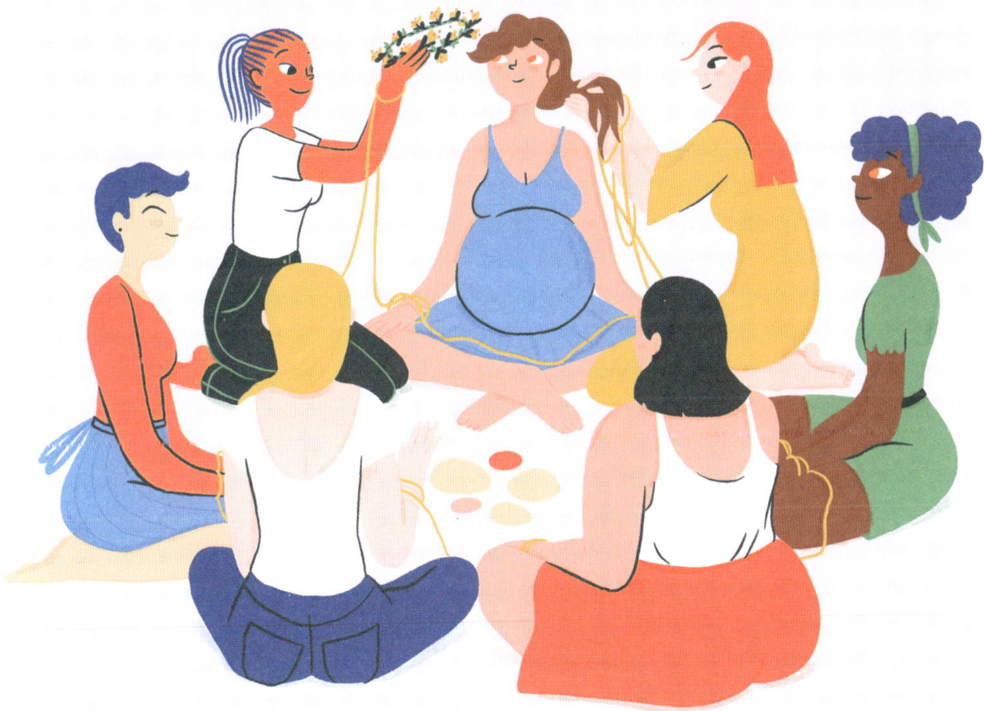

9e MOIS

DERNIÈRE LIGNE DROITE !

35 à 40 SG, 37 à 42 SA

VOTRE BÉBÉ

Votre bébé prend surtout du poids, ce mois-ci ! Il se fait également une beauté avant de sortir : le lanugo tombe et le vernix est résiduel pour faciliter l'accouchement.

L'INFO DU MOIS

Votre bébé grandit de 43 à 52 cm et grossit de 2,2 kg à 3,2 kg.

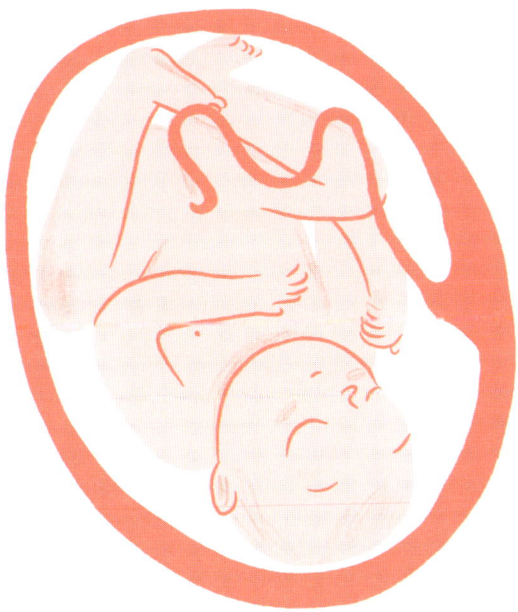

Le mois des finitions avant la descente dans le bassin

Votre bébé se prépare à l'accouchement : sa tête est en bas dans la majorité des cas.

Ses réflexes sont maintenant bien coordonnés : il ferme les yeux, tourne la tête, attrape ses pieds, réagit aux sons et à la lumière. C'est d'ailleurs le début des cycles du sommeil.

- Tous les systèmes internes sont fonctionnels et les poumons sont prêts à se déployer.
- Votre enfant est protégé des virus et autres infections grâce à vos anticorps. Il a les mêmes que vous.
- Le méconium s'est accumulé dans ses intestins et sera ses premières selles.
- Il est capable de reconnaître un air de musique et marque une préférence pour les aliments que vous avez régulièrement consommés : sa mémoire fonctionne !

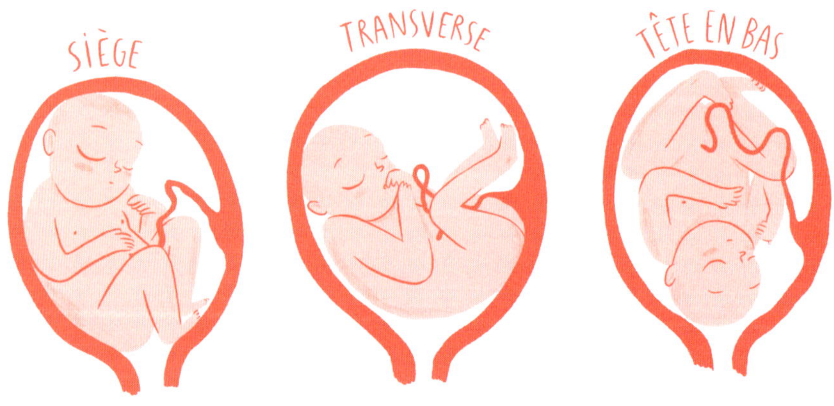

DE VOTRE CÔTÉ

Comment vous sentez-vous ?

Les dernières semaines, peuvent se mêler l'impatience et la peur de l'inconnu : à quoi va ressembler le bébé ? Comment va se dérouler l'accouchement ?

Continuez à **préparer votre maison** et à garder l'esprit focalisé sur **des choses qui vous font du bien**. Ce bébé sera parfait, exactement comme il doit être, et vous serez la maman idéale pour lui. Vous êtes déjà sa mère, faites-vous confiance.

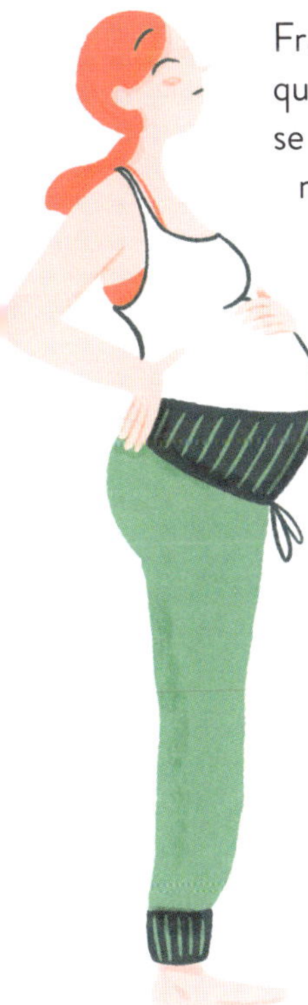

Francine Dauphin, une ancienne sage-femme réputée en France, aime dire que les femmes d'aujourd'hui réfléchissent trop et que le plus important est de se connecter à son instinct sauvage, non seulement pendant l'accouchement, mais surtout après, dans les premières semaines de rencontre avec l'enfant. C'est la dernière ligne droite avant le grand jour. Profitez de ces dernières semaines pour vous offrir un massage, une coupe chez le coiffeur… Vous arriverez ainsi à la maternité en vous sentant bien dans votre peau.

Garder la forme

Essayez de trouver un équilibre entre repos et mouvement.

Sur un plan énergétique, vous avez peut-être la sensation de vous rapprocher encore plus de votre bébé, de le sentir entrer en communication avec vous. Travaillez les mouvements de bassin, massez votre corps, tout particulièrement votre périnée.

Votre suivi médical et/ou bien-être

Vous êtes peut-être déjà en congé maternité. Si c'est le cas, profitez-en pour bien vous reposer et prendre soin de votre corps et de votre esprit.

- **Finalisez les démarches administratives**, et si possible, préparez les courriers à envoyer après la naissance de votre enfant.
- Il est possible que vous ayez des **tests supplémentaires** à faire ce mois-ci, surtout si votre bébé se présente par le siège ou si on vous propose un déclenchement – le déclenchement est proposé, lorsque vous dépassez votre terme de plus d'une semaine.

Si l'on vous propose **un déclenchement**, ne désespérez pas, renseignez-vous, car il existe des façons de stimuler l'arrivée des contractions naturellement. Il faut par exemple beaucoup marcher, monter les escaliers, tirer son lait avec un tire-lait ou avec les doigts si le tire-lait est douloureux (demandez à votre sage-femme de vous montrer). Il existe aussi des points d'acupuncture et l'huile de ricin est également très efficace.

- À partir de la 37e semaine de grossesse, commencez à **masser votre périnée** afin de l'assouplir et de préparer la dilatation le jour J. Investissez dans une huile spécifique (huile de massage pour le périnée) ou dans une huile d'amande douce ou encore de bourrache.

Prenez quelques minutes pour vous, dans l'intimité, en position agréable (assise ou allongée, debout un pied posé sur une chaise ou sur les toilettes). Introduisez votre pouce légèrement dans votre vagin (veillez à avoir les mains parfaitement propres et les ongles courts) et, avec votre index et votre majeur, massez la zone entre l'anus et la vulve. Réalisez ce massage quelques minutes. Si vous avez une hésitation ou des questions, parlez-en avec votre sage-femme. Elle saura vous guider pour les gestes à effectuer.

- Poursuivez votre préparation à l'accouchement, lisez, méditez et surtout **communiquez avec votre bébé**. Échangez avec lui sur ce que vous vivez, ressentez et préparez-le à la naissance (voir page 85). Il arrive également que l'on ait une overdose de lecture, dans ce cas, oubliez tout et sortez vous amuser !

Les fameux 40 jours qui suivront la naissance

La meilleure façon de bien vivre le postnatal… est de le préparer.

Dans beaucoup de traditions, **les quarante jours qui suivent la naissance**, la mère reste au calme et ne fait rien à part s'occuper de son nouveau-né. Dans la tradition ayurvédique et dans l'école des yoga-doulas, on parle de « materner la mère », d'en prendre grand soin.

C'est une manière de protéger l'art de l'attachement, de **donner à la mère un espace pour se reposer et se connecter au bébé**. Grâce au regard, à la proximité du battement du cœur (surtout en peau-à-peau), au temps passé calmement ensemble, le bébé a une plus grande sécurité intérieure, développe son intelligence affective et améliore sa motricité. Il arrive que certaines mères n'éprouvent pas tout de suite de l'amour pour leur bébé ; c'est alors d'autant plus important qu'elles se sentent soutenues pour avoir le temps de rencontrer leur bébé.

C'est un temps également pour prendre soin **de votre corps, de votre périnée** (vous sentirez très probablement des douleurs dans le bas du ventre et vous allez saigner pendant quelques semaines) **et peut-être de vos cicatrices, physiques et émotionnelles**. Pour cela, il est nécessaire d'être bien entourée et de pouvoir vous reposer. L'idéal est d'avoir une personne référente – une amie, une doula, votre maman peut-être – quelqu'un qui puisse être là pour vous aider à trouver vos marques, à bien vous nourrir et à rendre votre maison agréable et propre.

BON À SAVOIR

Il est possible que la naissance de votre enfant soit très différente de ce que vous aurez imaginé. Quoi qu'il arrive, il vous faudra un temps d'intégration. La cause majeure des dépressions post-partum est le manque de soutien après la naissance. **Demandez de l'aide** dès maintenant, avant que votre bébé soit là. Vous allez avoir besoin de personnes à de confiance autour de vous, surtout pour pouvoir vous reposer paisiblement.

Votre sac pour l'accouchement

Il s'agit du petit sac que vous prendrez pour la salle d'accouchement, à différencier de la valise pour la maternité.

Pensez à tout ce qui vous fera du bien le jour J !

- Une **playlist que vous aurez préparée** et de quoi passer de la musique (téléphone, chargeur et petite enceinte par exemple).
- Un **brumisateur** pour vous apporter un peu de douceur pendant l'effort ainsi que quelques élastiques ou barrettes.
- Votre **coussin d'allaitement**, l'allié des positions confortables.
- Un flacon de **Rescue** en Fleurs de Bach ou celui que préparera votre conseiller agréé (2 sprays ou 4 gouttes selon le type de préparation du flacon, tout au long de votre accouchement).
- De l'**huile d'arnica** pour que votre partenaire puisse vous masser et des granules d'arnica 5 CH à prendre juste après l'accouchement toutes les deux heures. (Demandez à votre sage-femme ou à un homéopathe pour avoir une prescription complète.)
- De quoi **boire et manger** pour le ou la partenaire ainsi qu'un petit goûter pour l'après-accouchement pour vous (vous serez à jeun depuis plusieurs heures). Un thermos de tisane de gingembre est le bienvenu !
- La **tenue** que vous porterez pour accoucher (un paréo est idéal) et les premiers vêtements pour votre enfant.

GÉRER L'ENTOURAGE

Prévenez vos proches que les premières 24 heures sont dédiées au repos. Réfléchissez ensuite aux personnes de votre famille et de votre entourage proche qui viendront vous voir à la maternité. Surtout, **limitez les visites**. Le repos est essentiel et, bien qu'elles soient plaisantes, les visites sont en réalité fatigantes. Les gens prévenus sont toujours compréhensifs. Réfléchissez également aux faire-part, e-mails ou SMS d'annonce de la naissance. Vous pouvez tout préparer en amont (enveloppes timbrées et libellées, cartons...) avec les derniers renseignements à compléter le moment venu.

La valise pour la maternité

Voici une liste, libre à vous de l'enrichir ou de l'épurer en fonction des conseils de votre entourage ou de la maternité.

Pour votre bébé

- 3 bodys taille 1 mois, idéalement avec pressions sur le devant.
- 3 pyjamas 1 mois, idéalement avec pressions sur le devant.
- 2 brassières (petits gilets) croisées.
- 3 paires de chaussettes.
- 1 turbulette (ou gigoteuse).
- 1 bonnet.
- 1 petite couverture douce.
- 2 serviettes pour le bain.
- Du liniment oléocalcaire (ou utilisez de l'eau tiède), des carrés de coton, des gazes stériles, du sérum physiologique, des couches taille naissance.

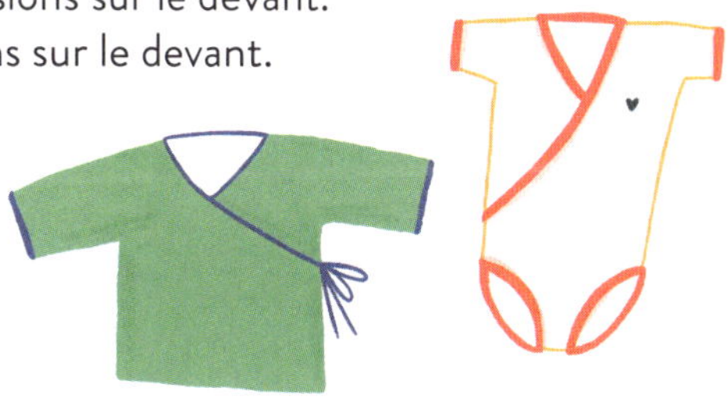

Pour vous

- 2 serviettes de toilette.
- 1 trousse de toilette : brosse à dents, dentifrice, savon pour hygiène intime, brosse, barrette à cheveux, crème hydratante.
- 3 tee-shirts (ou chemise douce qui s'ouvre facilement) et 3 leggings de grossesse ou 3 tenues souples et confortables – vous pouvez aussi décider de prendre des pyjamas.
- Des grosses chaussettes ou des chaussons (il est important de bien rester au chaud).
- 1 paquet de serviettes hygiéniques format XXL, des culottes jetables.
- Si vous choisissez d'allaiter, 1 ou 2 soutiens-gorge d'allaitement de tailles différentes à essayer car vos seins vont changer à la montée de lait (une brassière de sport peut souvent suffire – attention tout de même à ne pas trop compresser votre poitrine pour éviter les engorgements) ; des coussinets d'allaitement ; une crème à la lanoline pour apaiser les mamelons. Il existe aussi des coquillages d'allaitement qui sont très bien pour protéger vos mamelons.
- Vos papiers d'identité, la carte Vitale, celle de votre mutuelle, le livret de famille ou document de reconnaissance anticipée.
- 1 veilleuse ou petite lampe pour rendre les nuits éveillées plus douces.

LES GRANDS RENDEZ-VOUS DU 3e TRIMESTRE

Ce 3e trimestre est le moment de la plénitude. Une période de repos, de calme, de moments pour vous. **N'ayez aucune culpabilité à ne rien faire**. Vous vivez les derniers moments de cette expérience magnifique, êtes à l'aube d'un rite initiatique et allez bientôt vivre une nouvelle vie. Soyez confiante et baignez-vous d'ondes positives.

Les **consultations mensuelles** permettent de vérifier les mouvements du fœtus, votre tension et de dépister d'éventuels troubles qui apparaissent plus facilement lors de ce dernier trimestre, comme l'hypertension artérielle. Une prise de sang mensuelle sera également prescrite à chaque rendez-vous.

- **La 5e consultation prénatale obligatoire** sera réalisée au cours de votre **7e mois de grossesse (entre 29 et 31 SA)**.
- **La 6e consultation prénatale obligatoire sera réalisée au cours de votre 8e mois de grossesse (entre 32 et 36 SA).**
- **La 3e échographie sera réalisée lors de votre 7e mois de grossesse (vers 32 SA).**
  Cette échographie permet de vérifier la motilité du fœtus, sa position, la quantité de liquide amniotique, de localiser le placenta et de vérifier le bon développement du bébé, son rythme cardiaque. Comme votre bébé aura bien grandi, vous ne le verrez plus entièrement.
- **Le rendez-vous avec l'anesthésiste** se fera **entre le 8e et le 9e mois**.
- **La 7e consultation prénatale obligatoire** sera réalisée au cours de votre **9e mois de grossesse (à partir de 37 SA).**

LES BONS RÉFLEXES À ADOPTER

Vous vous êtes préparée à l'accouchement et à l'arrivée de votre bébé. À l'approche du terme, il est bon également de préparer votre bébé. Car pour lui aussi, c'est une expérience nouvelle.

- **Prenez un moment calme**, propice à un échange avec votre enfant – incluez votre partenaire si vous le désirez – et expliquez avec vos mots à votre bébé qu'il s'est développé en vous durant plusieurs mois, qu'il est bientôt prêt à naître, que c'est lui qui décidera du moment de sa naissance (à moins qu'une césarienne ne soit prévue ou que l'accouchement soit déclenché).
  Ce jour-là, vous vous rendrez à la maternité ou sur le lieu de naissance choisi. Vous serez entourée de votre partenaire, s'il ou elle peut être présent(e), de sages-femmes et de médecins peut-être pour assurer le bon déroulement de l'accouchement.
- **Expliquez à votre bébé le chemin qu'il devra parcourir** avant d'être dans vos bras : il ressentira des contractions, des pressions sur lui, le col de votre utérus va progressivement s'ouvrir, il sortira de la poche des eaux qui l'entoure pour glisser dans votre bassin. Son chemin est une forme de traversée initiatique. Rassurez-le : il saura comment s'y prendre.
  Ensuite, il découvrira une lumière forte pour ses petits yeux, mais vous serez là pour l'accueillir.
- **En cas de césarienne**, expliquez-lui que le médecin viendra le chercher dans votre ventre pour une plus grande sécurité pour tous les deux. Donnez-lui les quelques détails que le médecin ou la sage-femme vous aura communiqués sur le déroulement de la naissance prévu pour vous.

Chaque trimestre, retrouvez une visualisation et une méditation pour vous relaxer.

LE JOUR J : L'ACCOUCHEMENT

1

UNE PART D'INCONNU

On entend souvent dire que l'accouchement est une expérience initiatique, un rite de passage, une étape de transformation intérieure. Que la femme marche sur un fil entre la vie et la mort : la vie avec tout ce vers quoi elle tend, ses aspirations ; la rencontre ultime avec elle-même en tant que femme puissante et mère, l'invitation à dépasser ses limites ; mais aussi la mort avec les peurs, tout ce qui doit être laissé derrière, ce qui doit disparaître dans l'instant et ce qui n'existe pas encore.

Même lorsque ce n'est pas le premier, on ne maîtrise pas réellement l'accouchement, bien au contraire, le but est de laisser faire les choses. Il est tout de même important d'y avoir réfléchi, d'avoir formé et partagé un projet de naissance avec l'équipe pour que vos intentions de départ soient claires.

Néanmoins, il est primordial de savoir lâcher prise et d'**accepter que tout ne se déroule pas forcément comme souhaité**.

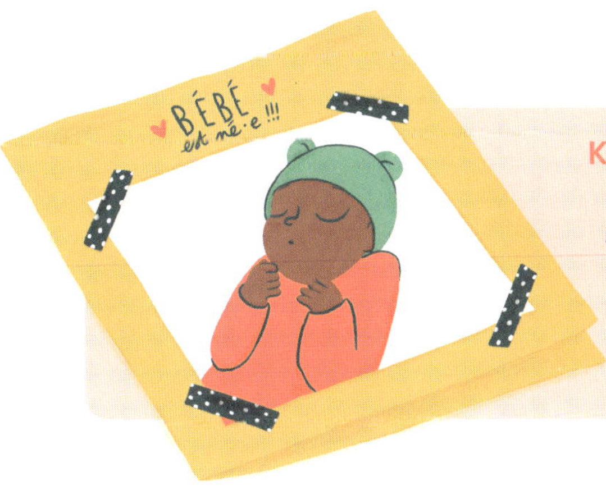

KATE EVANS, DANS SON LIVRE *BUMP* NOUS RASSURE :

« Quels que soient l'endroit où vous êtes, la position dans laquelle vous êtes, et le nombre d'heures qu'a duré l'accouchement, soyez certaine que vous êtes au bon endroit. »

Une expérience émotionnelle profondément intime

Nous savons aujourd'hui que le corps de la femme, son état émotionnel et l'environnement dans lequel elle se trouve, influencent le déroulement de l'accouchement.

- **Les besoins de la femme pendant l'accouchement** peuvent être un besoin d'intimité, de silence, de pénombre, d'une température suffisamment élevée et celui de ne pas se sentir observée.
- Michel Odent nous le rappelle, ces conditions permettent au **néocortex de se mettre en veille** afin de libérer les hormones indispensables pour accoucher (ocytocine et endorphines) et assurer le fonctionnement optimal du corps. Comprendre ce processus physiologique vous aidera. Pour cela, il est nécessaire d'avoir suivi les cours de préparation à la naissance avec votre sage-femme ou dans votre maternité.
- Soyez au courant des protocoles et rappelez-vous que rien ne doit jamais vous être imposé. **Vous avez la capacité et la force de mettre au monde votre bébé, ayez confiance en vous et en lui.** Invitez votre bébé à participer à l'accouchement, à être engagé avec vous ; vous vivez l'expérience ensemble.
- **Lorsque les contractions commencent**, comme des vagues, elles vous traversent. Marchez ou bougez sur votre ballon et, surtout, concentrez-vous sur votre respiration. Les vagues vont s'intensifier : c'est votre utérus qui travaille de plus en plus pour guider votre enfant dans le canal de la naissance. Si vous pouvez vous reposer entre deux contractions, faites-le. Certaines sages-femmes disent que faire l'amour ou avoir un orgasme au début du travail est une très bonne idée. Vous pouvez aussi avoir envie de vous cacher et de rester seule.

BON À SAVOIR

Concentrez-vous sur votre respiration, longue et profonde. Lorsque vous poussez, essayez de vous étirer, de vous grandir en repoussant le mur derrière vous, en vous accrochant à votre partenaire ou à un tissu. Rappelez-vous les postures de yoga pour la naissance ou celles apprises en haptonomie. Et puis faites confiance à votre corps, même si les postures dans lesquelles vous vous retrouvez vous semblent farfelues, elles ont probablement une bonne raison de s'être invitées.

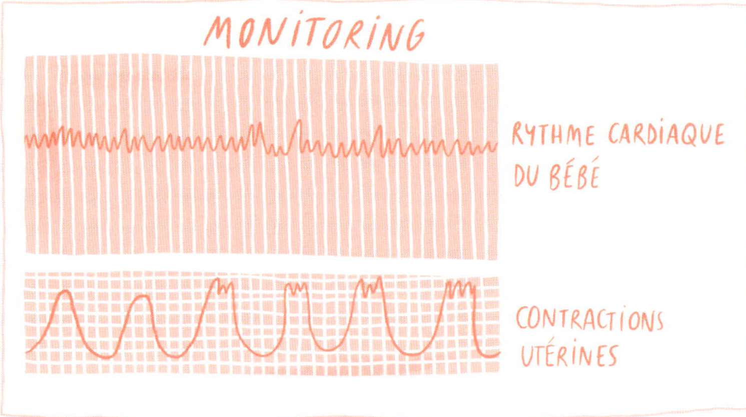

- **Lorsque les vagues seront fortes et régulières,** vous aurez peut-être l'impression de vous noyer, de lutter contre elles. Cherchez plutôt à les apprivoiser, à ressentir qu'elles sont là pour vous aider à avancer : **chaque contraction vous rapproche de votre enfant**. Ayez confiance. Entrez dans le mouvement, criez si besoin, chantez des sons graves qui apaisent la douleur, exprimez-vous physiquement pour accompagner ces sensations puissantes. Vous aurez peut-être besoin de vous rapprocher du sol. Laissez l'inhibition de côté, c'est un moment d'une grande intensité. Accueillez cette intensité.
- Pensez à détendre votre mâchoire car ses muscles sont en lien avec ceux de la zone génitale. Détendre la mâchoire favorise la détente du périnée et la dilatation du col de l'utérus.
- Visualisez votre col qui s'ouvre, votre bébé qui s'engage et descend dans votre bassin ; chaque contraction permet cette ouverture et cet engagement. Aidez-vous d'images mentales si vous le pouvez, comme une fleur qui s'ouvre au soleil.
- Si vous avez opté pour la péridurale et que vous êtes allongée, continuez à vous connecter à votre bébé, à l'inviter dans votre cœur à descendre le long du tunnel de lumière qui s'ouvre de plus en plus grand.

C'est votre moment, oubliez le reste, descendez à l'intérieur de votre être, ouvrez les portes, et si vous en avez besoin, riez, pleurez, laissez-vous surprendre par votre instinct. Vous êtes en train de devenir mère et vous allez bientôt rencontrer votre enfant.

2

ACCUEILLIR VOTRE BÉBÉ

Votre bébé est enfin là, dans vos bras, tout contre vous, et l'équipe médicale vous laisse seuls pour faire connaissance.

- Accueillez votre bébé consciencemment. Profitez de ce moment pour lui souhaiter la bienvenue, pour que **chacun de vous présente l'autre** parent à son enfant.
- Essayez de rester en **peau-à-peau** pendant 45 minutes à 1 heure. Si possible, en fonction du lieu où vous accouchez, laissez le cordon jusqu'à ce que celui-ci cesse de battre (pour que le bébé récupère le sang envoyé vers le placenta pendant l'accouchement). Si cette attente est envisageable pour l'équipe médicale, expliquez à votre bébé qu'il s'est nourri et a respiré pendant tous ces mois par ce cordon, mais qu'il peut désormais respirer de façon autonome et s'alimenter par votre sein ou des biberons.

Ces conseils semblent évidents, et pourtant, on ne pense pas toujours à mettre en mots ces étapes, rassurantes pour son enfant.

LE SOIN REBOZO

Il existe également, dans la même veine, le soin *rebozo* qui dure plusieurs heures et qui est proposé à quatre mains. Deux femmes entrent dans un rituel précis et intime, un jeu de couvertures digne des rituels japonais, un modelage aux huiles, un bain chaud ou un hammam, et enfin un enveloppement et un serrage du corps entier avec le tissu *rebozo* en sept points clés. C'est un excellent moyen de se reconnecter avec son corps. Pourquoi ne pas, par exemple, le planifier pour fêter la fin de vos 40 jours ? Vous trouverez des praticiens partout en France.

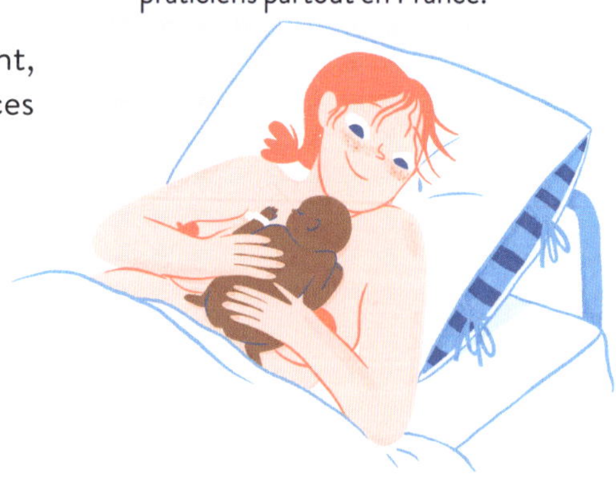

FAVORISER VOTRE RÉCUPÉRATION

Il est fortement conseillé (sauf après une césarienne) de faire un serrage du bassin juste après la naissance. Certaines sages-femmes et doulas le proposent sur place à la clinique.

Encore allongée sur la table d'accouchement ou sur votre lit si vous êtes à la maison, demandez à la sage-femme, aidée de votre partenaire, de placer un bandage autour de votre bassin afin de le resserrer et de le refermer. Ce serrage permet de repositionner votre bassin, favorise une meilleure récupération et offre une grande sensation de détente et de légèreté.

- **Utilisez un grand foulard**, de préférence un peu élastique, et positionnez-le sous votre bassin, en dessous des crêtes iliaques.
- La sage-femme et votre partenaire se placent de part et d'autre de la table d'accouchement et croisent le tissu, puis le serrent avec vigueur pour le nouer.
- Laissez ce foulard en place **quelques heures si vous vous sentez à l'aise** et demandez que le bandage soit refait plusieurs fois, dans les jours qui suivent l'accouchement.
- Si vous avez un très long foulard, vous pouvez également faire **plusieurs tours assez serrés du bassin jusqu'aux côtes et le porter le plus souvent possible**, surtout quand vous vous levez et que vous marchez. Bernadette de Gasquet explique dans *Mon corps après bébé* que, dans les pratiques traditionnelles, le bandage se porte en continu pendant 21 jours.

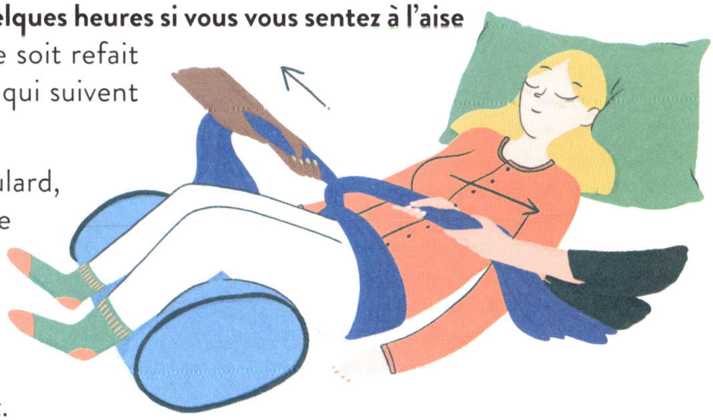

LE RETOUR À LA MAISON

1

DEUX, TROIS CHOSES À SAVOIR

Vous êtes peut-être déjà chez vous si vous avez opté pour l'accouchement à la maison, sinon, le retour chez soi se fait généralement au bout de 48 à 72 heures.

L'allaitement est une aventure extraordinaire et un grand challenge. Après les 2 ou 3 jours de colostrum, vous aurez une montée de lait : vos seins vont gonfler et la magie commence. Votre corps va produire la quantité de lait nécessaire pour nourrir votre enfant en fonction de ses besoins. **Le démarrage est souvent très douloureux**, car vos tétons n'ont pas l'habitude d'être stimulés de la sorte. Des crevasses peuvent apparaître. **Ne vous démoralisez pas**, prenez soin de vos tétons, reposez-vous le plus possible et **favorisez le peau-à-peau**. Vous aurez peut-être besoin de temps pour vous habituer l'un à l'autre, trouver vos positions fétiches et le bon rythme de tétées ensemble. Pour toute question concernant l'allaitement, tournez-vous vers la Leche League, association internationale spécialisée depuis plus de 50 ans.

Au niveau du **périnée**, il est possible que vous ayez des douleurs pendant plusieurs jours, plus ou moins longtemps suivant le déroulement de l'accouchement. Sachez que les serviettes de bain dérivatif congelées sont d'une grande aide lorsque la vulve est gonflée ou que vous avez de grosses hémorroïdes.

Vous allez saigner pendant 2 à 3 semaines et c'est normal. La meilleure manière de vous remettre vite sur pied ? Le repos ! Alors **restez allongée le plus possible**.

La rencontre avec votre bébé peut prendre du temps, il faut **apprendre à vous connaître**. L'attachement se fera petit à petit, jour après jour.

Il en est de même pour retrouver votre corps, cela prend du temps. Soyez douce avec vous-même, accueillez-vous. Devenir mère (même pour la deuxième ou troisième fois) est toujours un grand voyage plein d'émotions de toutes les couleurs. Prenez le temps de parler de tout ça avec votre sage-femme, votre doula et autres professionnels qui vous entourent.

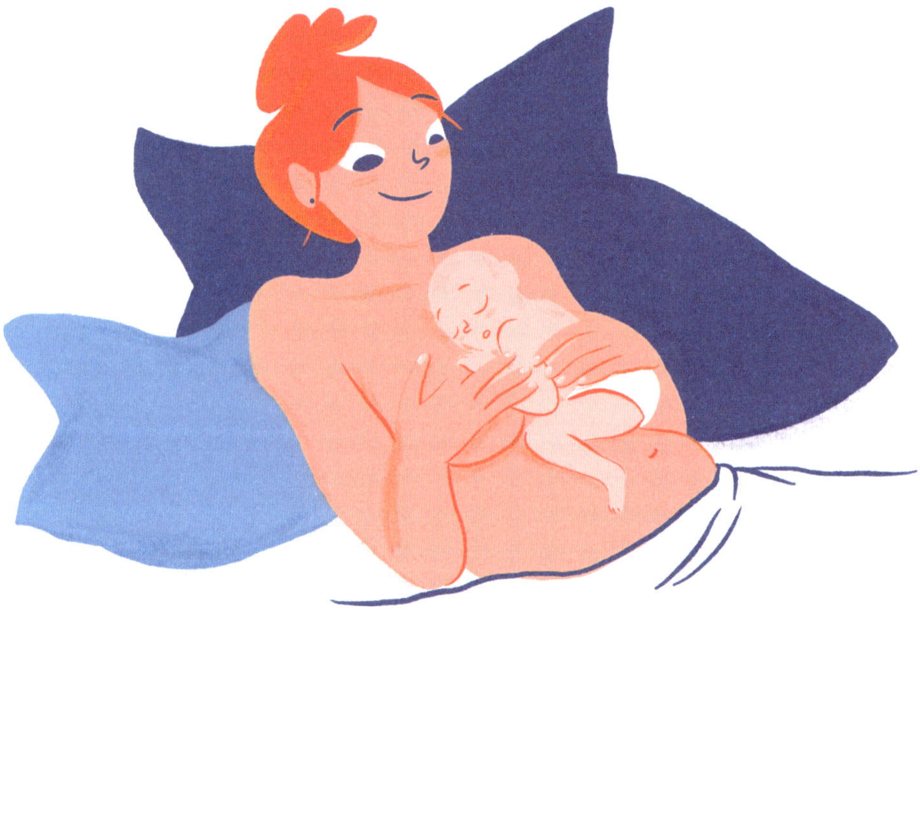

CONCLUSION

La grossesse, l'accouchement et la période postnatale font partie de la plus grande aventure initiatique de la vie des femmes. Éprouvez de la gratitude pour ce qui vous a traversée, reliée à toutes les femmes du monde qui sont passées par là. Mettre au monde un enfant, c'est sacré et cela vous ouvre un nouveau chemin, c'est **une nouvelle aventure qui commence**. Votre vie ne sera plus jamais la même. Vous avez besoin de forces et de soutien pour que l'aventure soit douce, même pendant les grands moments de tumulte, pour faire place à **la plus belle des rencontres**.

La grossesse, c'est aussi une **rencontre profonde avec soi-même**. C'est merveilleux et effrayant à la fois. Rappelez-vous que vous êtes au bon endroit, et faites simplement de votre mieux avec ce qui est présent pour vous et votre famille. Un nouveau-né est un vrai cadeau pour toute la communauté qui vous entoure. Ayez confiance et accueillez les choses avec sérénité, le cœur ouvert.

Prenez soin de bien vous entourer, tenez compte de l'importance de **prendre soin de vous** pour que votre bébé grandisse bien et que vous puissiez l'accueillir sereinement. Demandez de l'aide quand vous en avez besoin et préparez-vous à vivre un arc-en-ciel d'émotions !

DES LIVRES ET DES SITES POUR VOUS DOCUMENTER

Blandine Calais-Germain, *Périnée et mouvement*
Ruth Ehrhardt, *Les Besoins essentiels d'une femme qui accouche*
Kate Evans, *Bump* et *Food for love*
Sophie Gamelin-Lavois, *Préparer son accouchement*
Bernadette de Gasquet, *Mon corps après bébé*
Ma Anand Gandha, *Yoga et maternité*
Ina May Gaskin, *Spiritual midwifery*
Marie-Hélène Lahaye, *Accouchement : les femmes méritent mieux*
Michel Odent, *Naître et renaître dans l'eau*
Martine Texier, *Accouchement-naissance, un chemin initiatique*
Sophie Metthey, *Vivre et Transmettre le meilleur pendant sa grossesse*
Bernard Montaud, *L'accompagnement de la naissance*

www.lllfrance.org/
www.postnatalsupportnetwork.com/
www.laurelene.com
www.stephaniecouturier.fr
www.positivebirthmovement.org
www.groupenaissances.org
www.mdncalm.org
www.entreleursmains.org
www.enchantement-lefilm.com
www.lartdaccoucher.com
www.reseau-nesens.fr
www.yoga-doula.eu
www.doulas.info
www.waterdoulas.com

Achevé d'imprimer par Macrolibros
Pour le compte des Éditions Marabout (Hachette Livre)
58, rue Jean Bleuzen, 92178 Vanves Cedex
Dépôt légal : mai 2020
ISBN : 978-2-501-13787-4
1092342 – Ed. 01